おデブ管理栄養士だった私が 20kgやせた お腹がすかないダイエット

前田量子

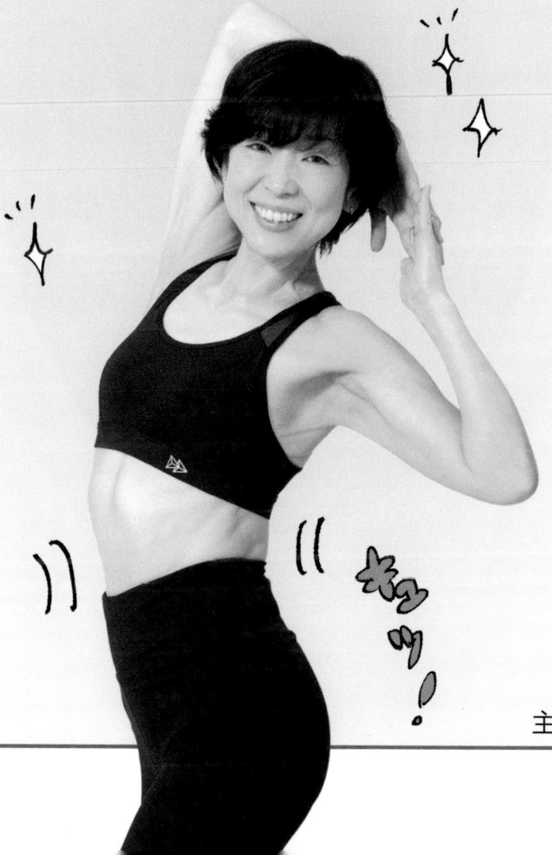

主婦の友社

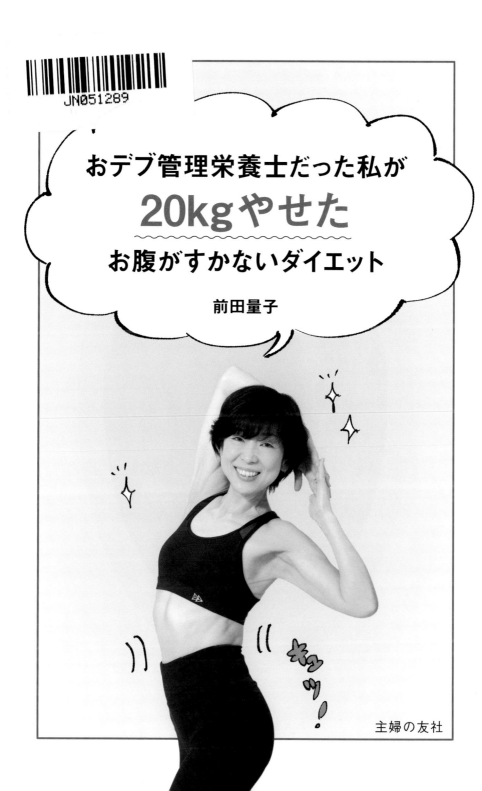

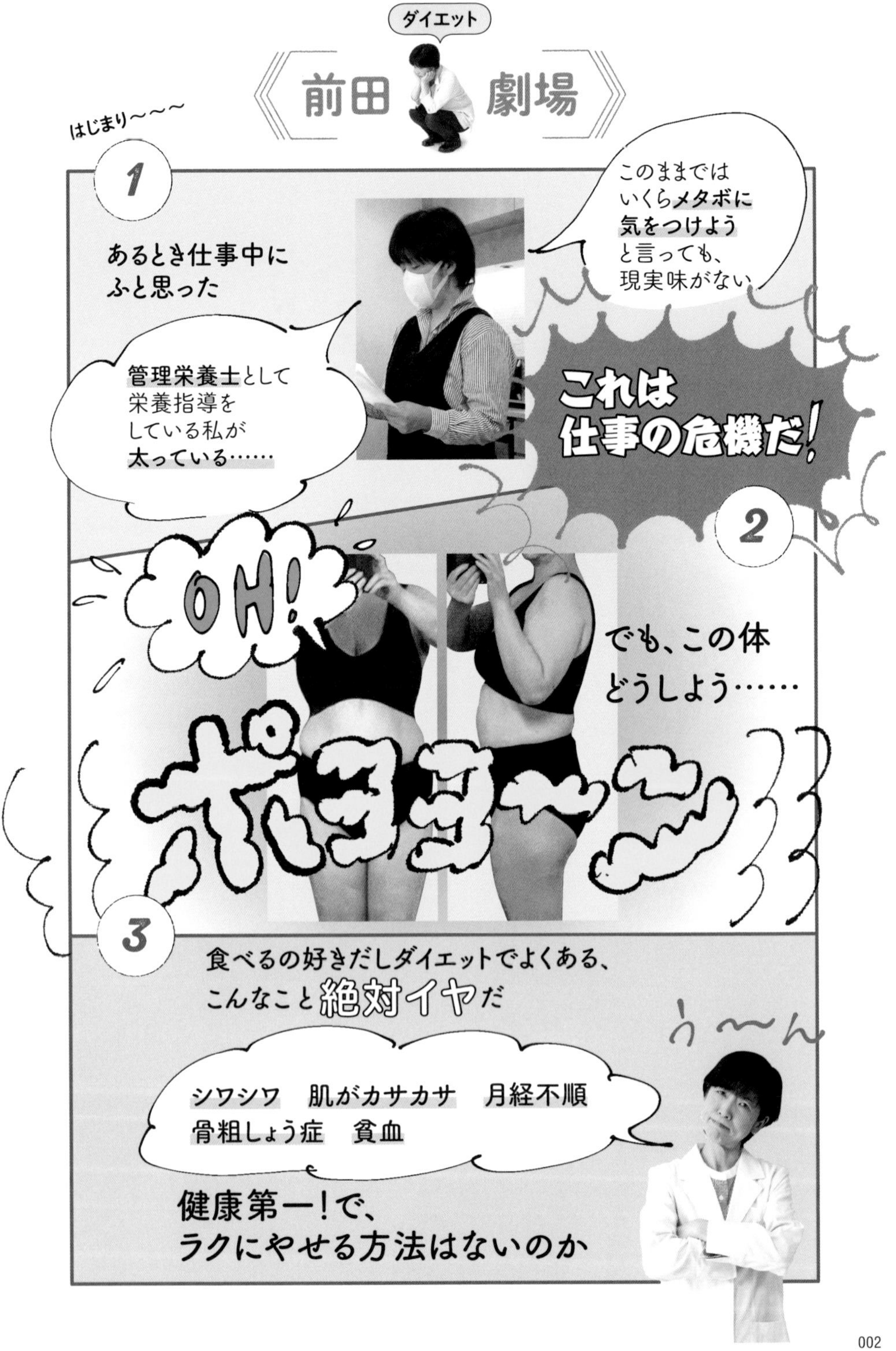
ダイエット
前田劇場
はじまり〜〜〜
1
あるとき仕事中に
ふと思った
このままでは
いくらメタボに
気をつけよう
と言っても、
現実味がない
管理栄養士として
栄養指導を
している私が
太っている……
これは
仕事の危機だ！
2
OH!
でも、この体
どうしよう……
ポヨヨ〜ン
3
食べるの好きだしダイエットでよくある、
こんなこと絶対イヤだ
う〜ん
シワシワ　肌がカサカサ　月経不順
骨粗しょう症　貧血
健康第一！で、
ラクにやせる方法はないのか

4

そうだ！

自分の栄養の
知識を
ダイエットに
生かそう！

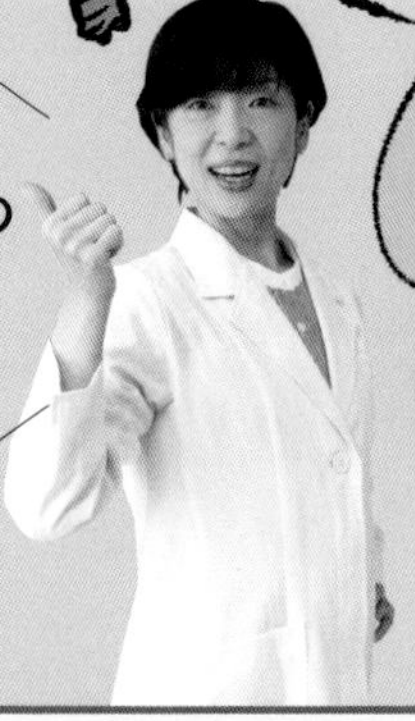

結局は
カロリーと栄養
食事で
9割やせられる！

5

カロリーだけ減らすのはダメ！

お腹いっぱい食べて
栄養満点
シワなし美肌
女性の体を考えて
健康的にやせる方法

編み出しました！

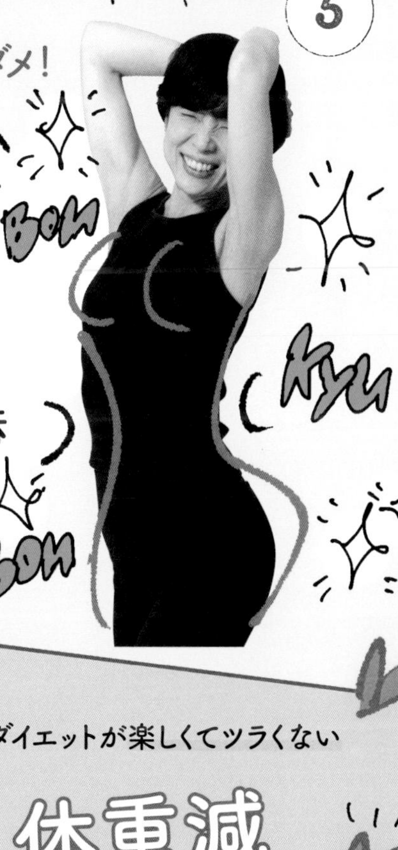

6

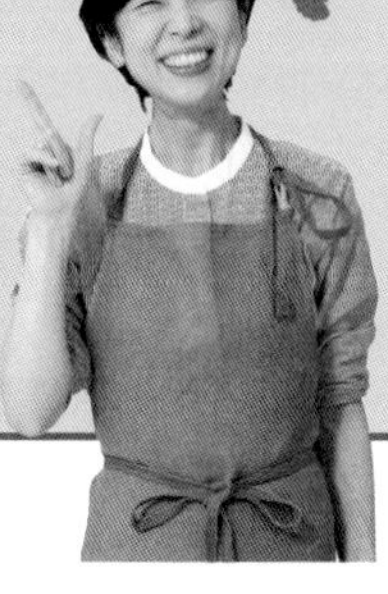

始めてからダイエットが楽しくてツラくない

しかも
着実に 体重減

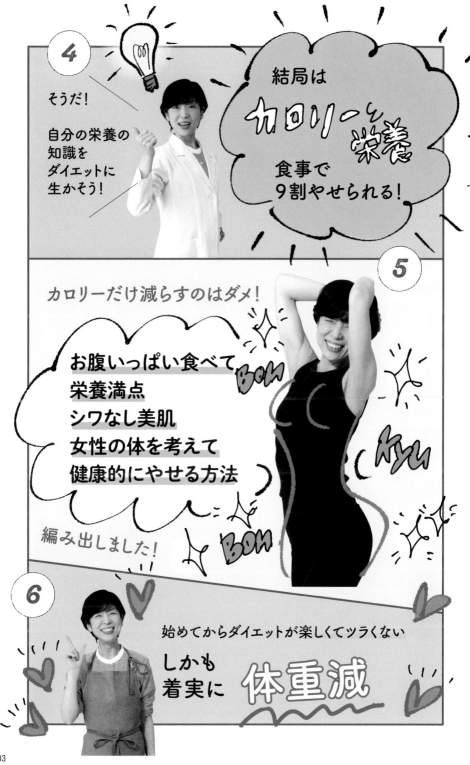

ジャーーン 7

結果、半年で-20kg

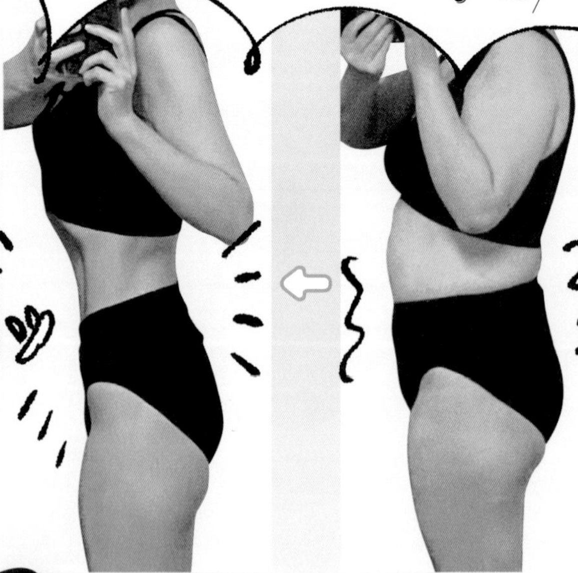

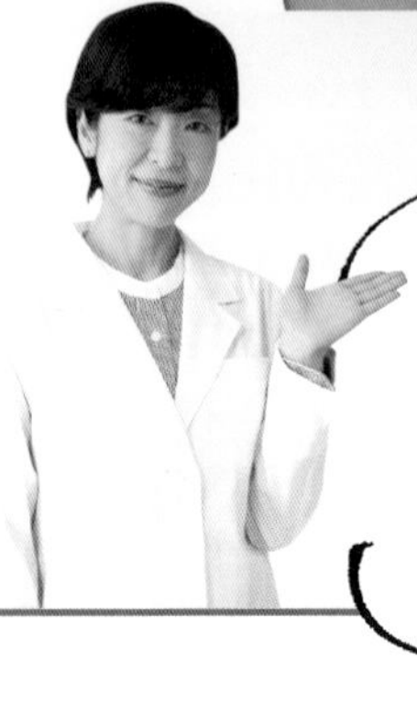

特に**運動をしなくてもやせられるか**どうか、試してみた結果です。実は、**−20kg**になってから**筋トレ**を始め、「**健康運動実践指導者**」という資格まで取得してしまいました。「**きれいにやせられる運動**」も、この本でご紹介します!

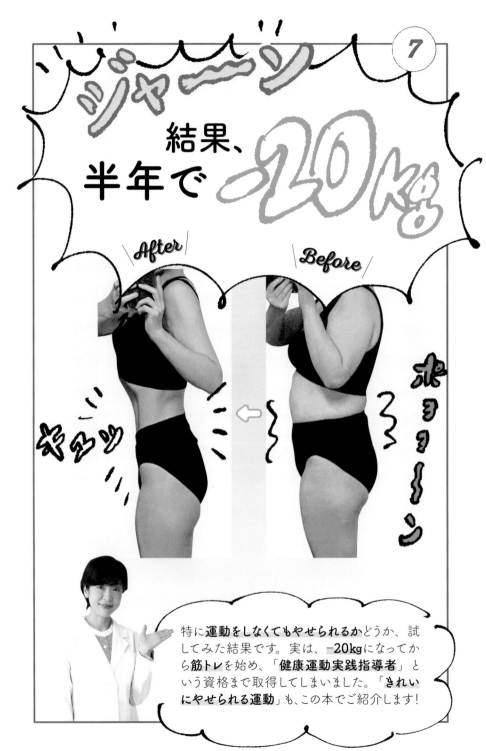

《前田 ダイエット 劇場》

8

今では、
以前はいていた
ジーンズをはくと、
こんなです

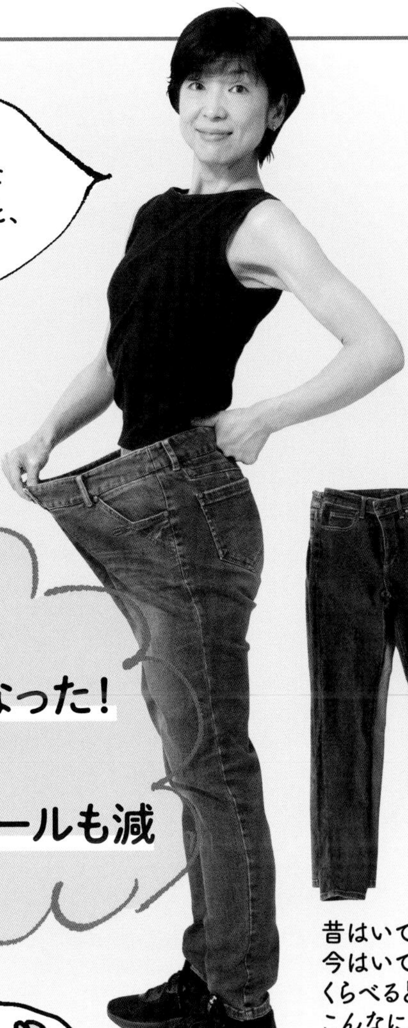

やせたら
疲れにくくなった！
中性脂肪・
コレステロールも減

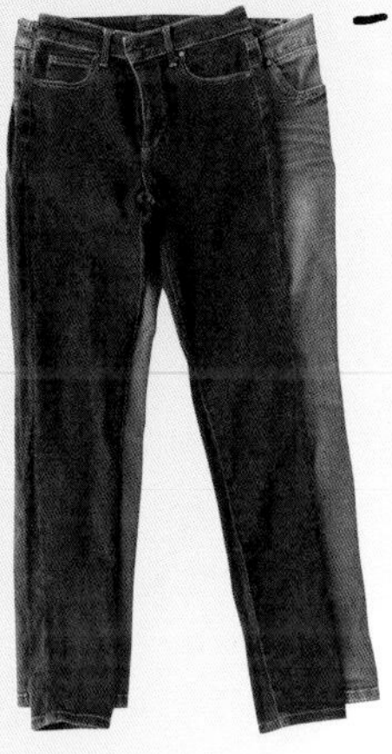

昔はいていたのと
今はいているのを
くらべると
こんなに差が！

前田式 お腹がすかないダイエットは メリットがいっぱい

注意
・病気の治療中の方、持病がある方は、医師にご確認ください。
・BMI［体重kg÷(身長m)²］が20以下の方は、ダイエットをするとやせすぎになってしまいますので、行わないでください。

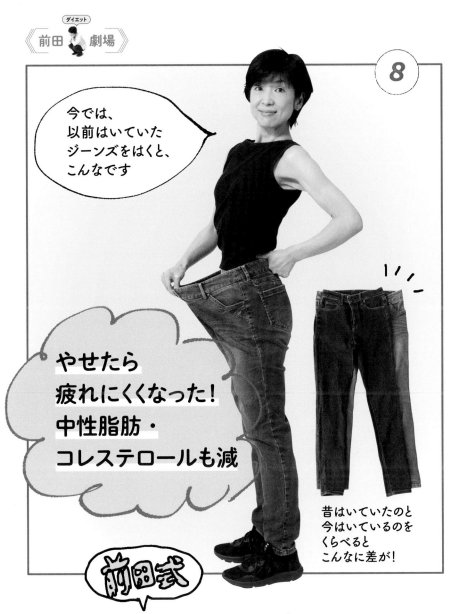

だれでも
きれいに
やせる

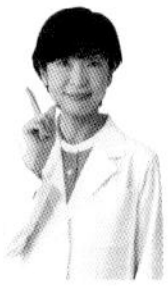

前田式 お腹がすかないダイエット

若いころはちょっと頑張ればすぐに2～3kgはやせられたのに今はなかなかやせられなくなった、そんな大人女子にぴったりのダイエット法できれいと健康を手に入れましょう。

前田式ダイエット 1

お腹いっぱい食べられる

例えば、これは４日目の昼食の献立です。炭水化物抜きではなく、しっかりごはんを食べておかずもたっぷりと。お腹がいっぱいになるので、イライラしたり、集中力がなくなったりすることもありません。

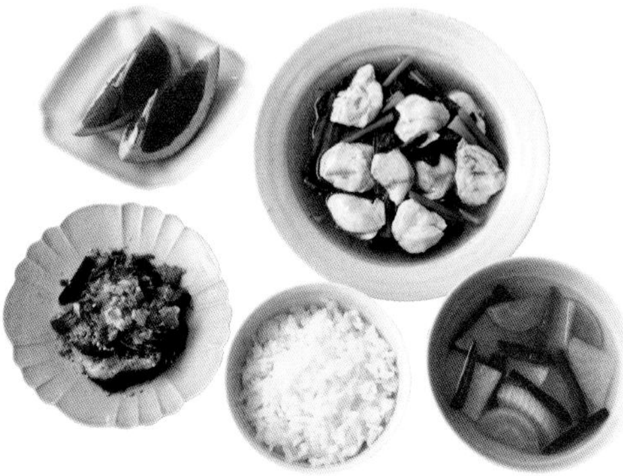

前田式ダイエット 2

盛りつけマジックで満足度アップ

同じ料理を比較してみましょう。器に盛りつけたほうが、お弁当よりたくさんあるように見えませんか？見た目で満足感を得るのも、ダイエットに効果的。私は、お弁当の日でも、器を用意してお弁当から移して盛りつけてから食べていました。

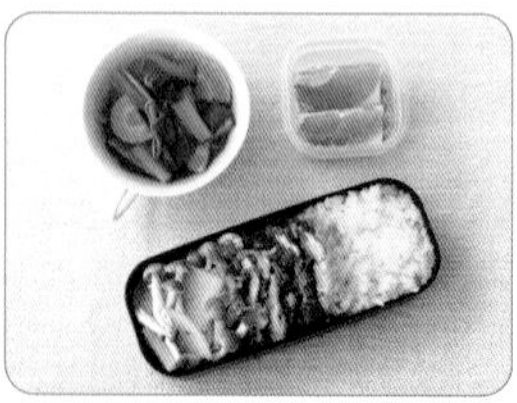

お弁当

VS.

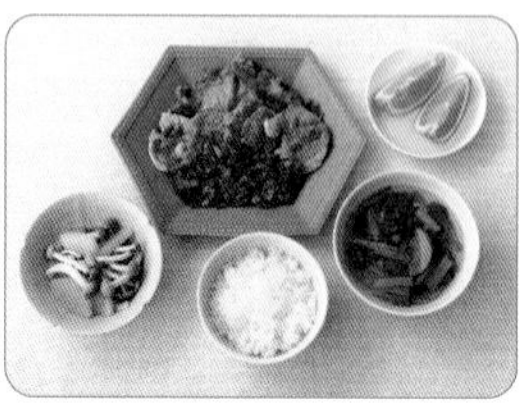

器に盛りつけ

3 前田式ダイエット

手間なしやせパターン献立

この本の献立は、すべて**カロリーや栄養バランスを考えたやせパターン献立**です。それも、手間がかからないものばかり。冷凍食品や缶詰も使い、作るのが面倒という方や料理が苦手な方も気軽に始められます。

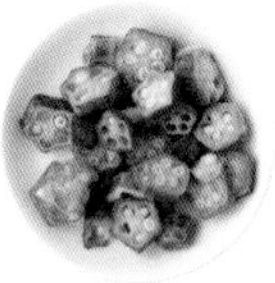
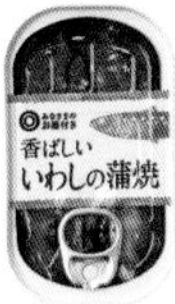

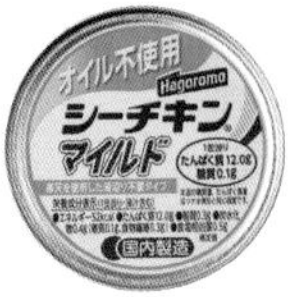

冷凍野菜や魚の缶詰を使って、手間なしでおいしい料理を。

前田式ダイエット 4

老けやせしない

過酷なダイエットをすると「老けやせ」に。顔色が悪く、肌もシワシワ、ふらふらになって体調をくずし、月経が来なくなるなど、いいことはひとつもありません。前田式ダイエットは、**きれいと健康を守る栄養を考えた献立**で、体の中から変わっていくことを実感できます。

5 前田式ダイエット

心も満たされる

太っていると、こんな洋服を着てみたい、旅行でさまざまな場所を散策してみたいと思っていても、サイズの問題や、すぐに疲れて歩けなくなるなど、したくてもできないことがあります。また、健康に問題が出てくることも。ストレスなく続けられる前田式ダイエットで、**したいことができる体を手に入れると、心も満たされていきます。**

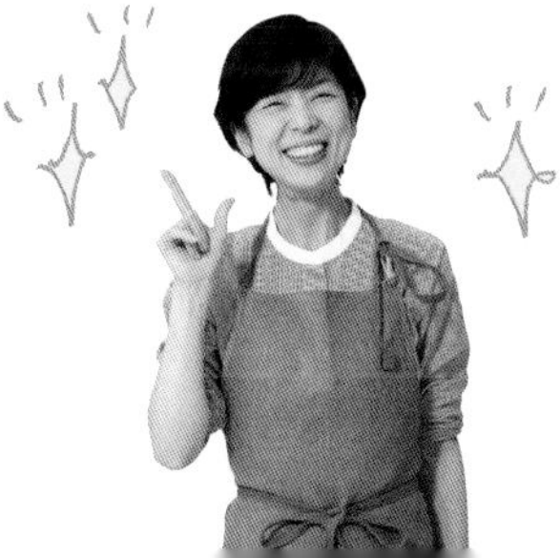

前田式ダイエット 私たちも始めました！

前田式ダイエットに美尻トレーナーのＫＥＩＫＯさんの凸凹ボディをつくる筋トレを組み合わせ、35日間の「桃尻35ＤＡＹＳワークアウト」を行いました。そこに参加した方々の体験談をご紹介します。

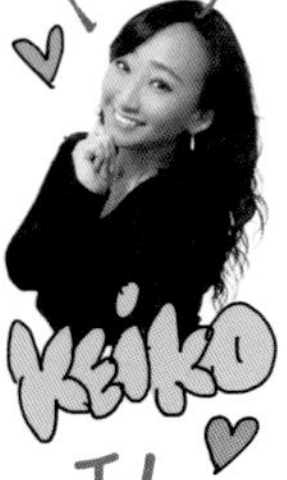

Case 1 KEIKOさん（43歳） 2カ月で－5kg

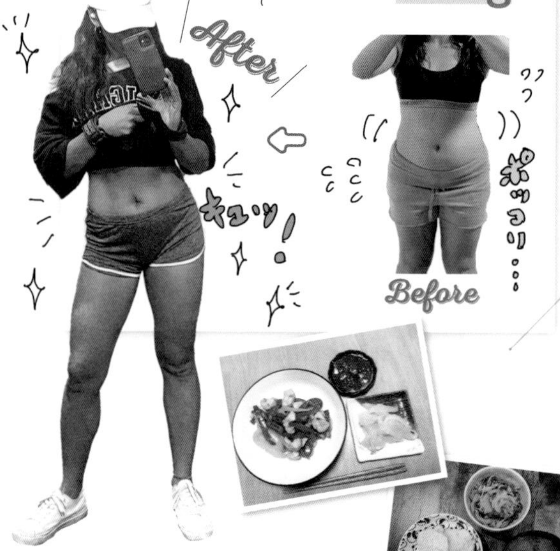

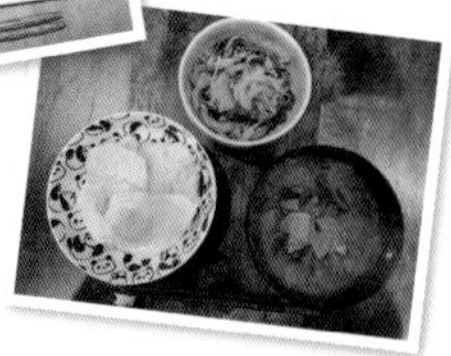

献立はどれも簡単で作るのが苦になりません。美肌スープP.22も作りおきして、みそ汁などに活用。

筋トレに前田式の献立を組み合わせたら お腹がキュッと締まった！

これまでは、運動をしてもオーバーカロリーの食事で、お腹がぽっこり状態でした。それが今回、前田式ダイエットの献立を教わったら、1週間もしないうちに体の中から変わってきたのがわかりました。朝の目覚めがよくなり、お通じもスッキリ。低カロリーなのに、食べた満足感があります。食べずにやせるひどい減量をしたときにくらべて、精神的に安定し、イライラもありません。

2週目くらいからは、顔が小さくなって、化粧のノリもよくなった気がしました。3週目になって、お腹はもちろん、全体が締まってきたのを実感。2カ月で体脂肪はマイナス7％に。

スローな感じのダイエットですが、確実にやせられるし、体調がいいので続けようと思っています。

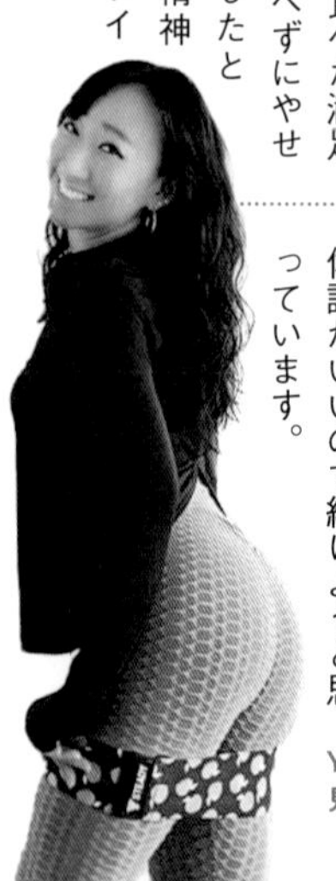

YouTubeで「BEST BODY LIFE」を配信中のKEIKOさん。見事なプロポーションに！

体験してもらいました！

Maeda style diet 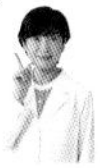 experience

2サイズダウンして若く見られるようになった！

これから50代、60代と元気に過ごすために、健康な体になりたいと思い、ダイエットを決意。

続けることに重点を置き、コンビニごはんや外食もOKにする方法や、ひもじい思いをしない献立を教えてもらいながら進めました。そのうち、食べても大丈夫な量や、バランスよく栄養をとるコツがわかってきて、最初の1カ月でマイナス5kg。その後も着実にやせていき、今は維持期に入っています。

健康にもなりました。コレステロール値が下がり、薬を飲まなくてもよくなったんですよ。

また、これまではできない人みたいな感じだったのが、ダイエットに成功して「やれるんだ私」と思って、自分に自信がつきました。きれいになって、肌がつやつやで若く見られるのもうれしいです。

Case 2

T.M.さん（53歳）

3カ月で

−15kg

After

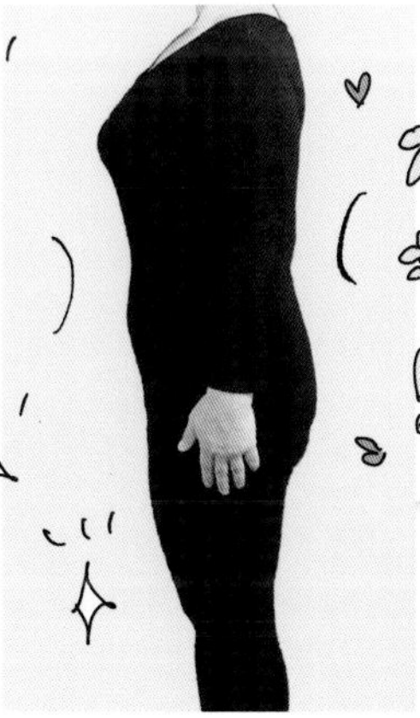

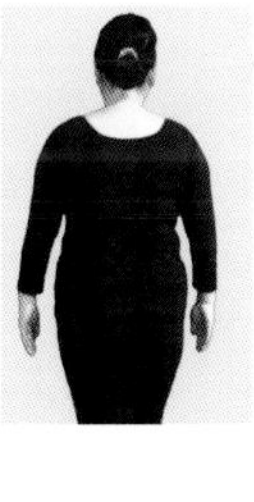

Before

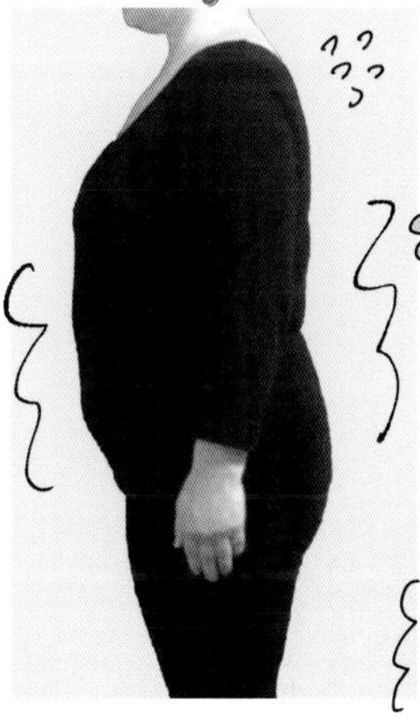

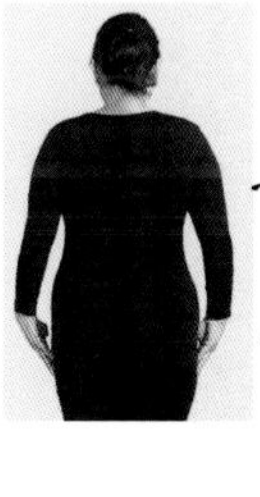

Case 3

南さん（48歳）
1カ月で
−1.5kg

お酒を飲んでも するっと体重が落ちます！

実は毎日お酒を飲んで食べての生活で、平日はビールと焼酎、土日はワインを1本あけるほどだったのですが。前田さんのアドバイスで食事内容を見直すと、飲んで食べていても体重が落ちました！おすすめは、野菜がたっぷり食べられる作りおきおかず。帰って5分でごはんが食べられるので、仕事で遅くなっても安心です。

今では高かった血圧が徐々に正常になってきて、朝、顔がむくむことなく目覚めがよくなりました。

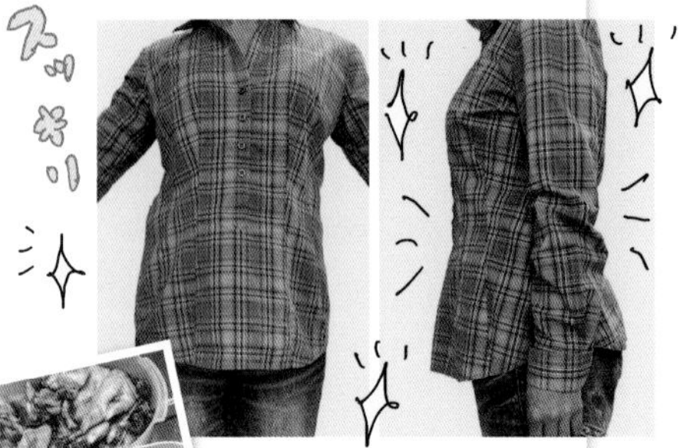

肩からお腹にかけて細くなりました！

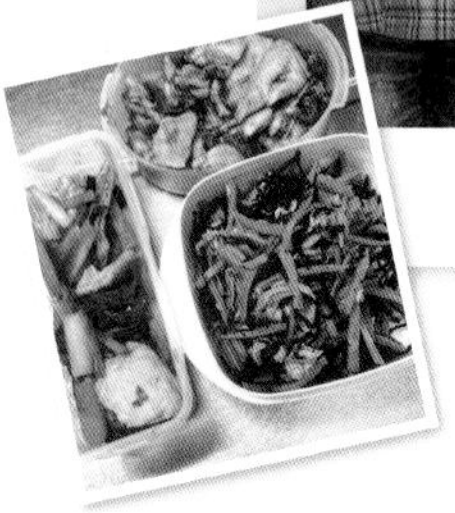
いつも冷蔵庫には作りおきを入れています。温めるだけですぐ食べられるので、家族にも好評。

Maeda style diet experience

Case 4

ねずみさん（39歳）
1カ月 体重増減なし

しんどかった 体重維持がラクにできるようになりました

35歳のときがピークで、体重58kg。それから4年かけてリバウンドを繰り返し、現在50kg前後で落ち着いています。ここまでくるのに、運動と食事制限で無理をしないと維持が難しく、やったりやめたりでした。目標は、体重維持と筋肉量を増やすことです。

今回、前田さんの料理でしんどくなく続けられ、体重が維持できるようになりました。食べるものが変わって、体の調子がかなりよくなり、食べ物が以前よりおいしく感じられます。お酒も大好きですが、飲んだ翌日に感じていた疲れもなくなりました。

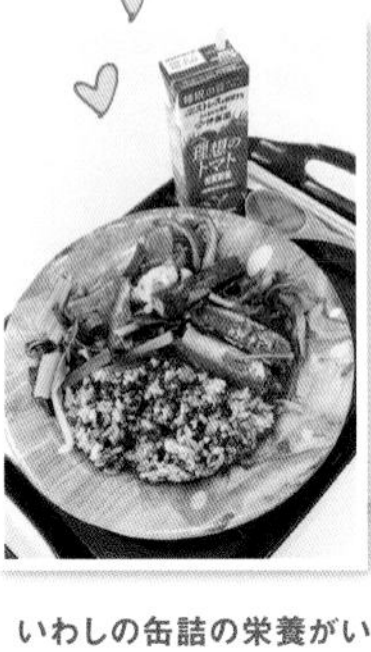
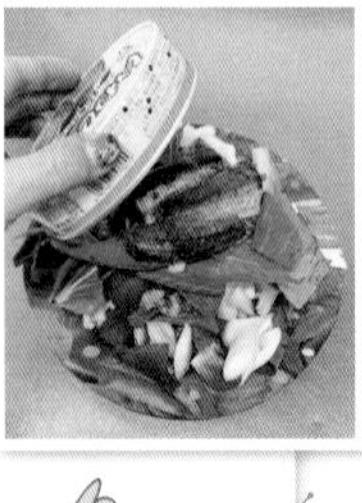
いわしの缶詰の栄養がいいと聞き、たびたび活用しています。そのままでも食べられるので、便利です。

前田式ダイエット

ひと言コメント

今回参加してくれた方たちの体験談を、ほかにもご紹介します！

朝から**満腹になる**し、
きちんと量を食べるので、
お腹がすく感覚がほとんどありませんでした。
味もおいしく、**料理時間も時短**で慣れたら簡単。
とても気楽にできて
やせる食事とは思えませんでした！

あんなに
たくさんの量の
食事をしても
2kgやせる
ことができました。

外食、コンビニの
食べ物などは、
味が濃すぎると
感じるようになりました。

美肌スープは
大根とにんじんの
使い回しができるため、
味変のみで非常にラクで
ありがたかったです。

レシピが簡単！

ごはんの量を減らしても
たんぱく質や
野菜を多くすることで
お腹がすかないことが
実感できました。

手早く1人分
できるのも、
すぐ食べたいので
よかったです。

体型の見た目は
あまり変わりませんが、
2週間で2kg減。
肩こりがなくなりました。

顔がスッキリしました。

数日は体重などの変化が
あまりなかったのですが、
4～5日目ごろから
明らかな減少があり、
お腹もスッキリしたのが
実感できました。

この本の使い方

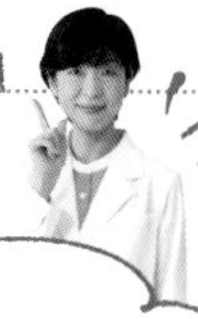

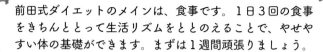

前田式ダイエットのメインは、食事です。1日3回の食事をきちんととって生活リズムをととのえることで、やせやすい体の基礎ができます。まずは1週間頑張りましょう。

1 WEEK!

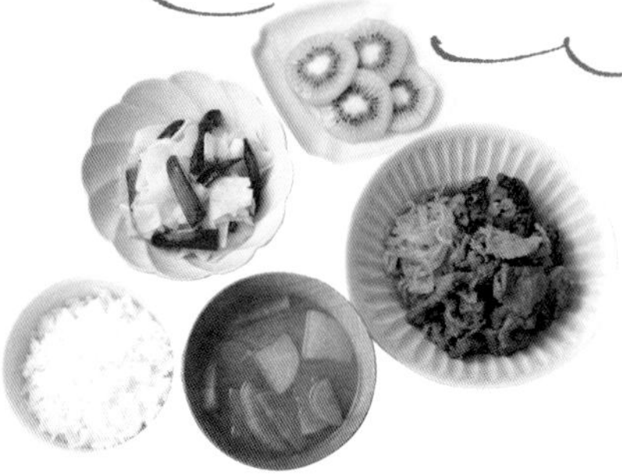

1 食べて やせグセをつける

主菜、副菜、汁物、ごはんに、朝と昼はフルーツやヨーグルト、カフェオレなどをとる献立。主菜と副菜は、Part 2のものと入れ替えてもOK。また、野菜は分量を増やしても（P.23参照）。

ヒント

- 味変や調味料選び ⇨ P.82
- スーパーやコンビニのおすすめ食材 ⇨ P.84
- ランチにおすすめのコンビニ総菜 ⇨ P.86
- 外食のおすすめメニュー ⇨ P.88
- どうしても食べたいときのおやつ ⇨ P.90
- 買い物のコツ ⇨ P.91

Part 1の1週間献立で、やせグセをつけていきましょう。食べているうちに、どんな献立を作ったらいいのか、だんだんわかってきます。そうなれば、カロリーを抑えつつ、栄養のある食事を続けていくことができます。ずっと続けることがダイエット成功のいちばんの近道です。3カ月続ければ、徐々に結果が出てきます。
もし、誘惑に負けそうになったときや作るのがイヤになったとき、外食をするときなどのヒントも用意しました。

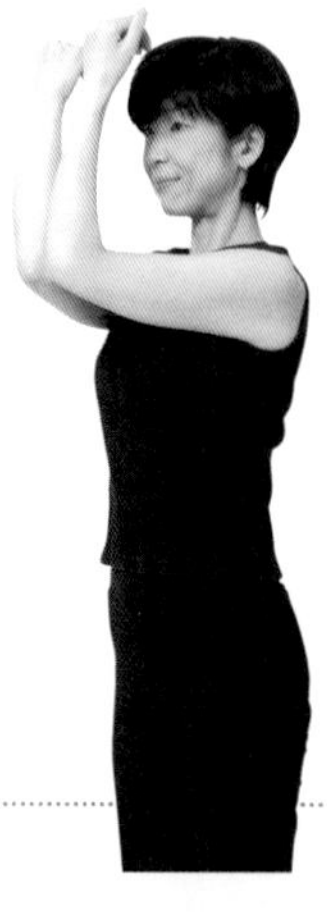

2 すき間時間に ちょこっとエクササイズを

ちょこちょこ体を動かすだけでも、効果はあります。すき間時間を見つけて、体を動かしましょう（詳しくはP.52へ）。

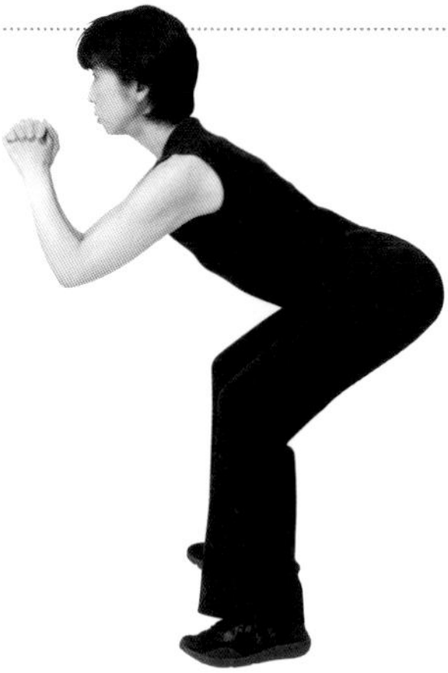

3

やせBODY 加速ゆる筋トレ

筋肉のあるなしで、基礎代謝が違ってきます。ムキムキになる必要はありませんが、少し筋肉をつけるために、ゆるい筋トレをして、ダイエットを加速させましょう（詳しくはP.92へ）。

この本の料理について

- 特に表記のない場合、材料は１人分です。
- エネルギー量、たんぱく質量は**1人分**です。
- 計量単位は、**小さじ1＝5㎖**、**大さじ1＝15㎖**です。
- 顆粒スープのもとは、コンソメやだしのもと、中華だしなど、市販されているものをさします。
- 材料のラカントは植物由来のカロリー0の甘味料で、商品名「ラカントS」を使用しています。
- 野菜は、特に指定のない場合、洗う、皮をむく、へたをとるなどの作業をすませてからの手順になります。
- 作り方の火加減は、特に表記のない場合、**中火**で調理してください。
- フライパンや鍋は、フッ素樹脂加工のものを使用しています。フッ素樹脂加工のフライパンがない場合、フライパン用アルミホイルを使うと油の使用を控えられます。
- 電子レンジの加熱時間は**600W**の場合の目安です。500Wの場合は時間を1.2倍に、700Wの場合は時間を0.8倍にしてください。
- トースターの加熱時間は**1000W**の場合の目安です。機種によって多少差がありますので、様子を見ながら加減してください。

Contents

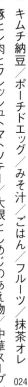

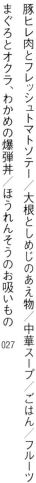

Part 01
やせグセをつける1週間献立

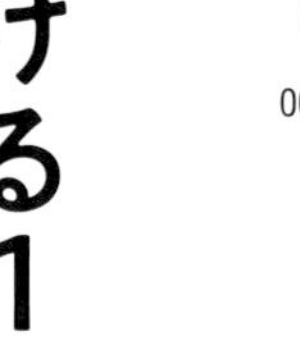

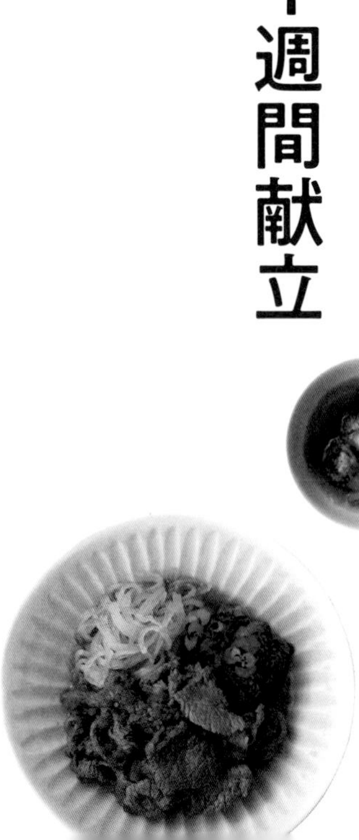

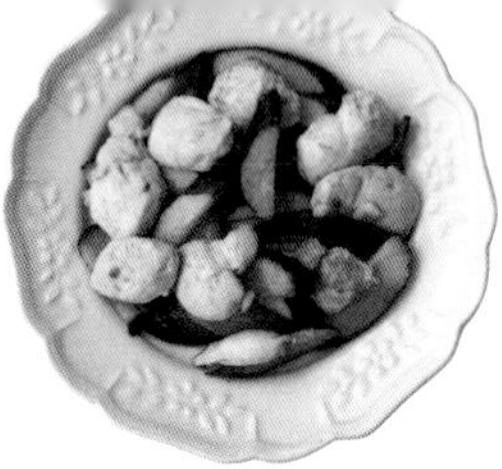
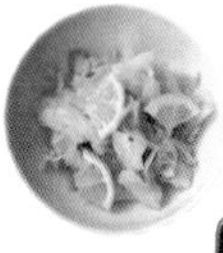
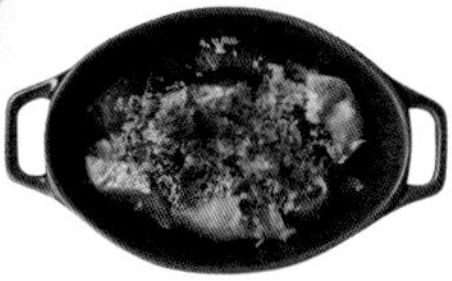

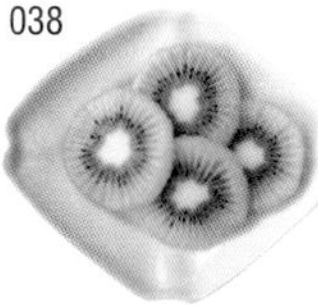

Part 02 ダイエット継続のコツ

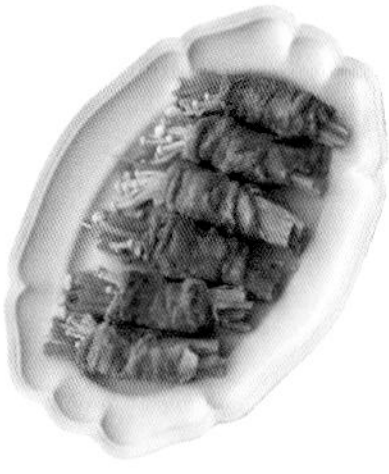

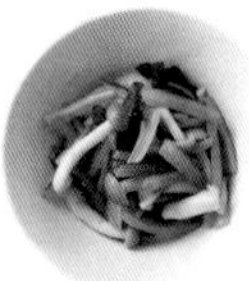

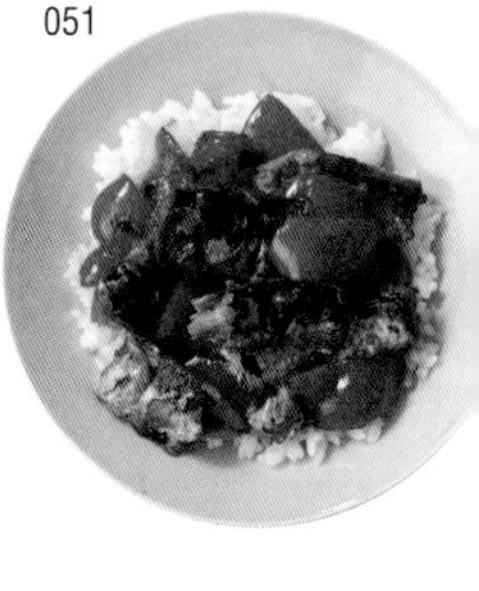

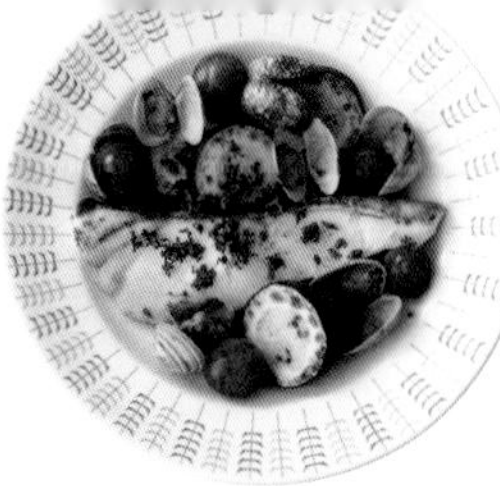

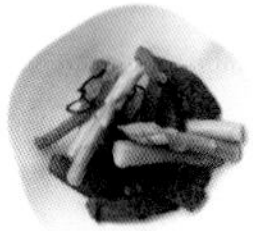
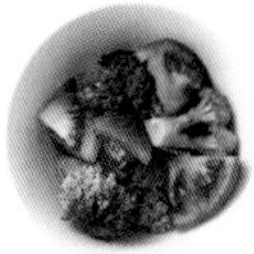

side dish

〔副菜レシピ〕

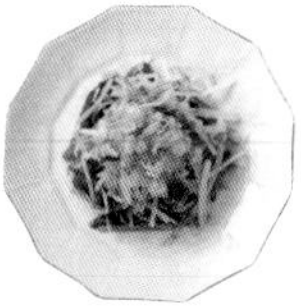

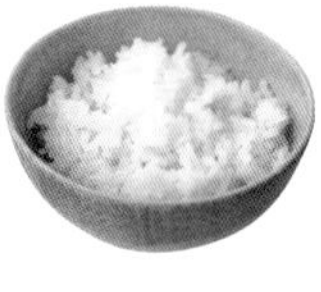

Part

03

栄養のプロが教えるやせ栄養素

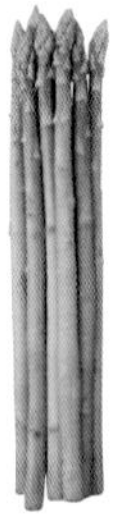

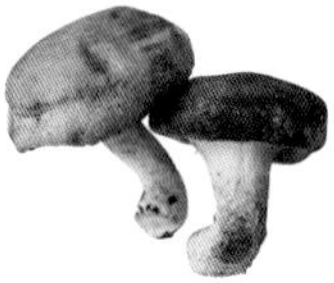

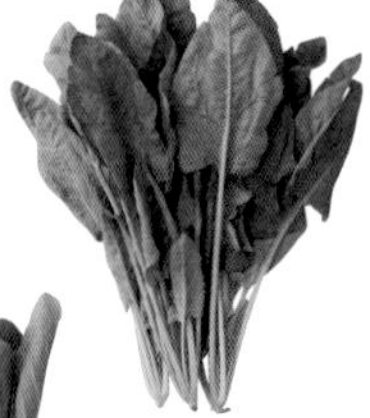

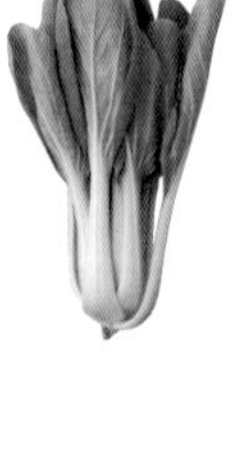

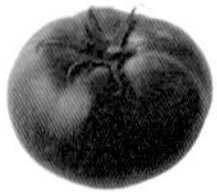

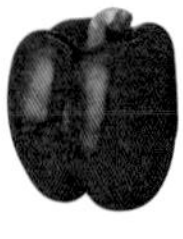

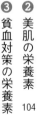

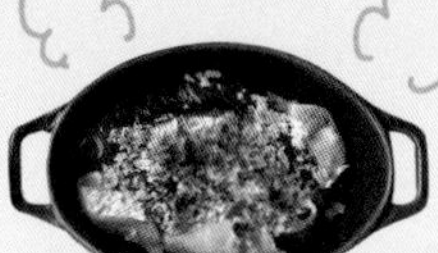

Part 01

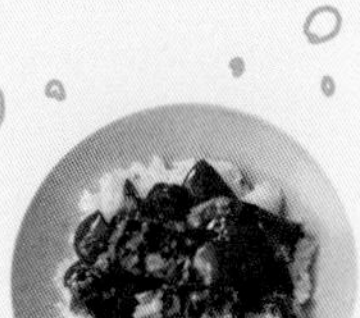

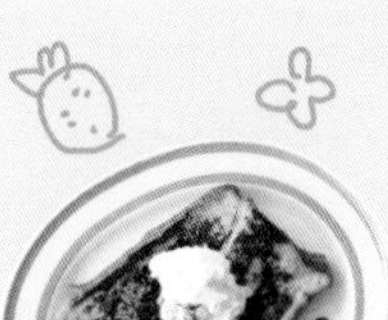

やせグセをつける1週間献立

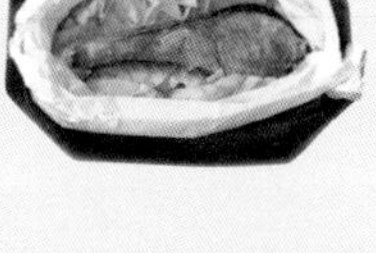

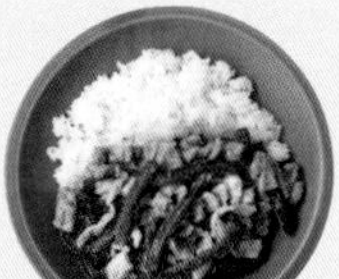

献立をそっくりマネして食べるだけで、たんぱく質、ビタミン、ミネラルがたっぷりとれて、体重も減！ しかもパパッとできるものばかり。管理栄養士だからできる、シワにならずに肌がつやつやで健康になるダイエット献立を、ぜひお試しください。

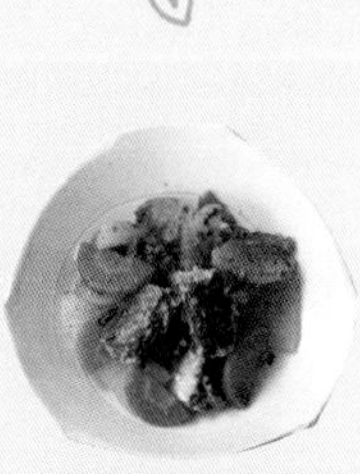

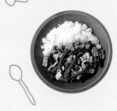

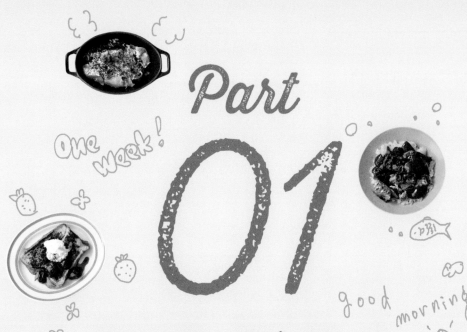

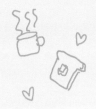

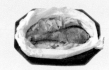

さあ始めよう！

〔1週間のやせパターン献立〕

ダイエットの献立を考えるのは大変。でも、最初はここにある1週間の献立をマネして作るだけ。まずは1週間！ 始めてみると、案外ラクに続けられることがわかります。

やせパターン献立を活用しよう

献立を考えるときに大事なのは、必要な栄養がきちんととれるかどうかということです。

カロリーのことばかりに気をとられ、むやみに食べる量を減らしたり、炭水化物を食べなかったりすると、必要な栄養がとれなくなってしまいます。

体に必要な栄養をきちんととるのは、老けやせしないためにもとても大事なこと。ここでご紹介する献立は、栄養価や栄養バランス、カロリーを考えて作ったものです。

この献立を1週間続けると、使う食材や調理のコツがつかめます。P.21、P.23やP.54のQ＆Aも参考に、ダイエットを進めていきましょう。

one week menu

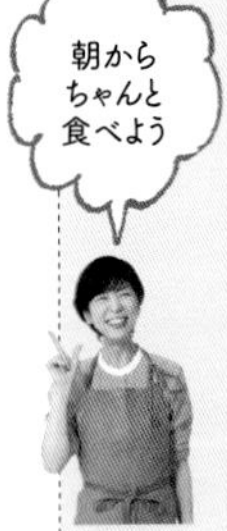

［ やせパターン献立の進め方 ］

1 「美肌スープ」を作りおき

献立で具にしたり、汁だけ使ったり、何度も使用するスープです。
これさえあれば毎日の料理がパパッと簡単にできます ⇨ P.22

2 献立の料理を作って食べる

料理はすべて簡単なものばかり。朝食もしっかり食べて、体温を上げて体の働きを高め、午前中から活動できる体にしましょう。

3 すき間時間にストレッチ

ちょっとした時間を見つけて「ちょこっとエクササイズ」⇨ P.52 や、「ゆる筋トレ」⇨ P.92 を行って、ダイエットを加速させましょう。

献立と食べ方のポイント

［ 抹茶オレでアンチエイジング ］

抹茶には抗酸化物質のカテキンが含まれ、細胞を若返らせる効果が。また、ビタミン類も多く含まれているので、美肌効果も期待できます。ただし、抹茶をとりすぎると、胃腸を刺激したり、鉄分の吸収を妨げたりすることもあるので、1日2〜3杯までにしておきましょう。

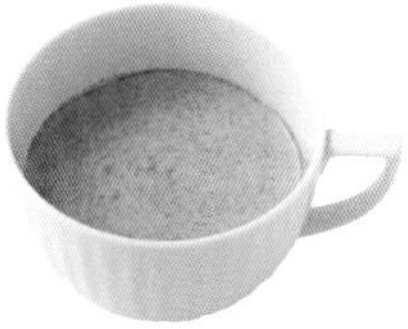

［材料］
抹茶 … 2g　牛乳（低脂肪乳）… 100㎖
湯 … 少々

［作り方］
① 耐熱のマグカップに抹茶を入れ、湯で溶く。
② 牛乳を入れてまぜ、電子レンジで1分30秒加熱する。

［ 献立の考え方 ］

この本で紹介する献立は、効率よくダイエットが進むように考えています。自分で献立を作るときは、次の５つが入る定食のように考えるとスムーズです。

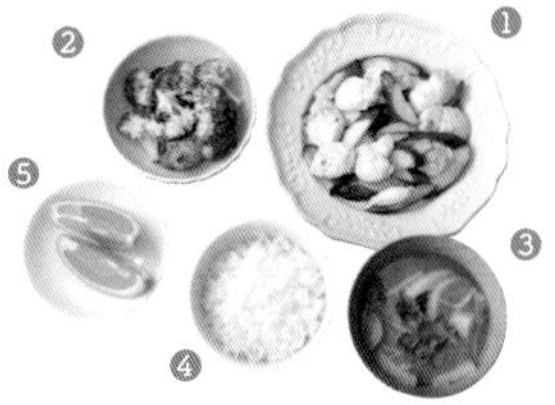

❶ **主菜**：毎食必ずたんぱく質がとれるように、肉、魚、卵、大豆などを。
❷ **副菜**：野菜やきのこ、海藻など、ビタミン、ミネラル、食物繊維たっぷりに。
❸ **汁物**：野菜やきのこ、海藻をたっぷり入れてお腹いっぱいに。
❹ **主食**：ごはんでもパンでもOK。必ず食べて元気に動ける体に。
❺ **その他**：朝や昼は、果物、ヨーグルト、抹茶オレなどで、ビタミンやカルシウムを。献立に含めず、おやつにしても。

献立のたんぱく質

基本の考え方

朝　卵1個（50g）と大豆50g

昼　（脂質の少ない）肉100g

晩　（脂質の多い）魚70〜80g

★あくまでも基本です。献立では違う場合もあります。

［ たんぱく質を毎食とろう ］

肉、魚、卵、大豆はそれぞれ、たんぱく質以外に含まれる栄養素が違うので、まんべんなく食べたいもの。献立では、朝は卵や大豆、昼は肉、夜は魚にしています。昼はボリュームたっぷりに、夜は健康を意識して、DHAやEPAの脂がとれる魚を多く使っています。

ごはん
1杯（120g）

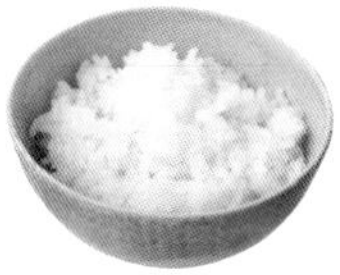

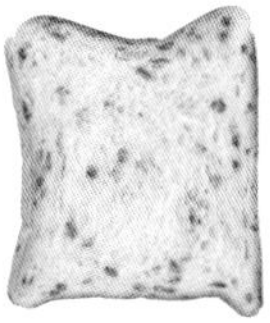

食パン
（全粒粉・6枚切り）
… 1枚

［ 炭水化物は毎食200㎉以内に ］

ごはんやパンの食べすぎには注意したいので、200㎉におさえましょう。ごはん類なら120g、食パンは6枚切り1枚が目安です。面倒かもしれませんが、慣れないうちはごはんを計量して1食分の量を守ってください。

これがあればラク!

〔作りおき美肌スープ〕

美肌スープは、献立にたびたび登場します。これを作っておくとひと手間省けて本当に便利！ スープといっても、この段階では味をつけません。献立で利用するときに味つけをします。栄養はもちろん値段のことも考えて大根とにんじんに落ち着きました。

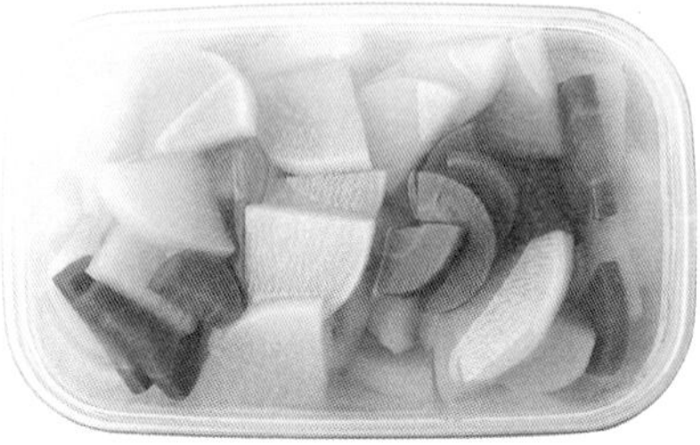

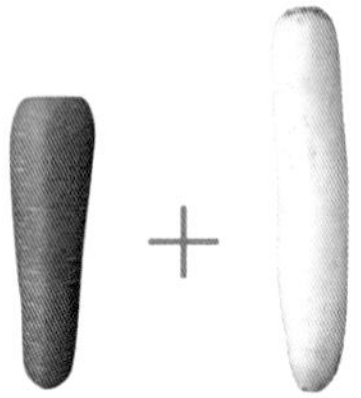

〔にんじん〕 ＋ 〔大根〕

[材料]

1人・1週間分

大根 … 1本（1100g）
にんじん … 4本（550g）
水 … 800mℓ

[作り方]

① 大根とにんじんは、それぞれいちょう切りにする。
② 材料を鍋に入れ、沸騰してから15～20分煮る。
③ あら熱がとれたら、汁ごと保存容器に入れて冷蔵庫に保存する。

●作りおきは、1週間で使いきりましょう。特に暑い季節は必ず冷蔵庫に保存し、悪くならないように気をつけてください。
●野菜は、P.23の「気をつけたい野菜」以外のものに変更してもOKです。

one week menu
朝から
ちゃんと
食べよう

献立のレシピの決まりごと

材料に「美肌スープ」「美肌汁」「美肌具材」とある場合、このページで作った美肌スープを使います。もし、美肌スープの作りおきがない場合、レシピの分量の大根とにんじんを煮込んでからお使いください。

美肌スープ
このページで作って保存しているもののこと。大根とにんじんを含みます。

美肌汁
美肌スープの汁のみを使います。

美肌具材
美肌スープの大根とにんじんのこと。どちらか一方のみの場合もありますが、もう一方が多少入ってもかまいません。

やせる食べ方のヒント

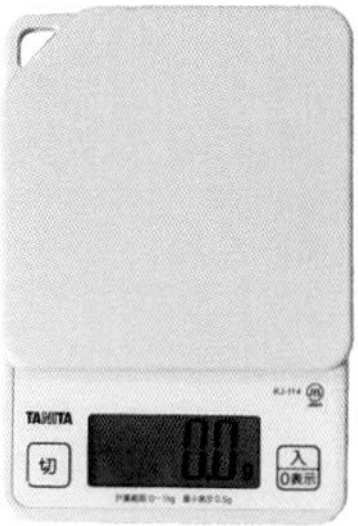

計量するクセをつけよう

食べすぎを防ぐためには、計量するのがいちばん。特にカロリーが気になるものは、きちんと量って分量を守りましょう。逆に、葉もの野菜などは、量ってみると、案外たくさん食べられることがわかります。面倒そうですが、やってみると意外と簡単。

塩分を控えて薄味に

濃い味つけのものは、ごはんが進みます。薄味にして、素材のおいしさを味わいましょう。また、塩分のとりすぎはむくみのもと。塩分はダイエットの妨げになるだけでなく、健康にも影響します。塩分を控えて高血圧や生活習慣病などを予防しましょう。

できるだけ調理はシンプルに

「シンプルがいちばん」と頭の中に入れておくといいですよ。バターをたっぷり使っていためたり、衣をつけたり、あれこれ手順を踏んで、さまざまな調味料を使って作った料理は、カロリーも塩分も上がってしまいます。シンプルですぐできるような料理がいちばんです。時短にもなります。

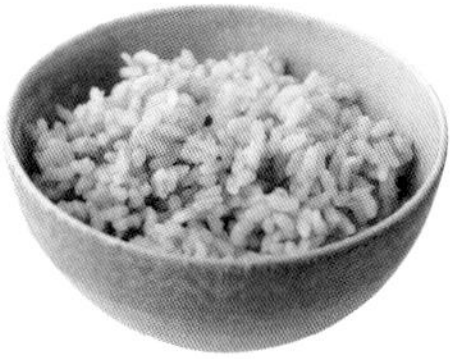

小さな茶わんで満足度アップ

今までごはんをたくさん食べていたなら、茶わんを小さくしましょう。少ない量でもたくさんあるように見えて、満足度アップ！

気をつけたい野菜もある

もし、献立の量では物足りないようなら、野菜をプラスしてみてください。野菜なら、いくら食べてもいいくらいです。ただし、ドレッシングや調味料は控えめにして。また、食べすぎ注意の野菜をプラスするのはNGです。

食べすぎ注意野菜

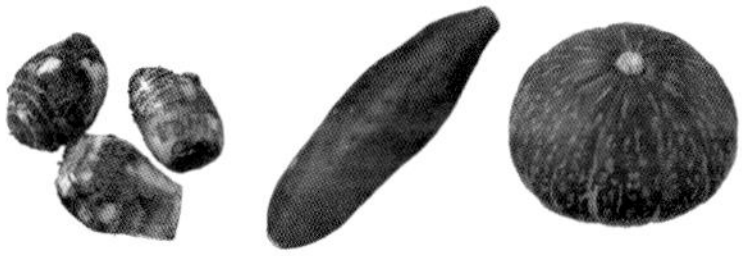

- じゃがいも
- さつまいも
- 里いも
- ごぼう
- れんこん
- とうもろこし
- 枝豆
- 切り干し大根

ながら食べをしない

テレビやスマホを見ながらなど、何かをしながら食べるのはやめましょう。食事に集中しないと満足感を得られず、もっと食べたくなります。せっかく盛りつけマジックで見た目ボリュームをアップさせているのだから、食事に集中し、よくかんで食べましょう。

1日目

あっという間に できて 栄養バランス抜群！

one week menu

キムチ納豆

［材料］
納豆（たれつき）… 1パック
キムチ … 30g

［作り方］
納豆にたれをかけてまぜて器に盛り、キムチを添える。

ポーチドエッグ

［材料］
卵 … 1個
水 … 卵がつかる量（60g 目安）

［作り方］
① 小さな耐熱容器に卵を割り入れ、卵黄を竹串などで刺す（破裂防止のため）。
② 卵が完全につかるまで水を注ぐ。
③ 電子レンジで50秒加熱し、様子を見て加熱がたりなければ10秒ずつ追加加熱する。

抹茶オレ

［材料］
抹茶 … 2g
湯 … 少々
牛乳（低脂肪乳）… 100㎖

［作り方］
① 耐熱のカップに抹茶を入れ、湯で溶く。
② 牛乳を入れてまぜ、電子レンジで1分30秒加熱する。

みそ汁

［材料］
美肌スープ（P.22）… 汁・具材各 100g
みそ … 小さじ1
だしのもと（顆粒）… 少々

［作り方］
すべての材料を小鍋に入れて煮立て、器に盛る。
★耐熱容器に入れて電子レンジで3分加熱してもいい。

朝からちゃんと食べよう

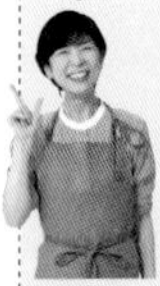

ごはん

1杯（120g）

フルーツ

オレンジ … 2切れ
★好きなフルーツ（50g）でOK。

1日目朝昼夜計

1238 kcal

たんぱく質 …… 74.2g

Good Morning!

朝

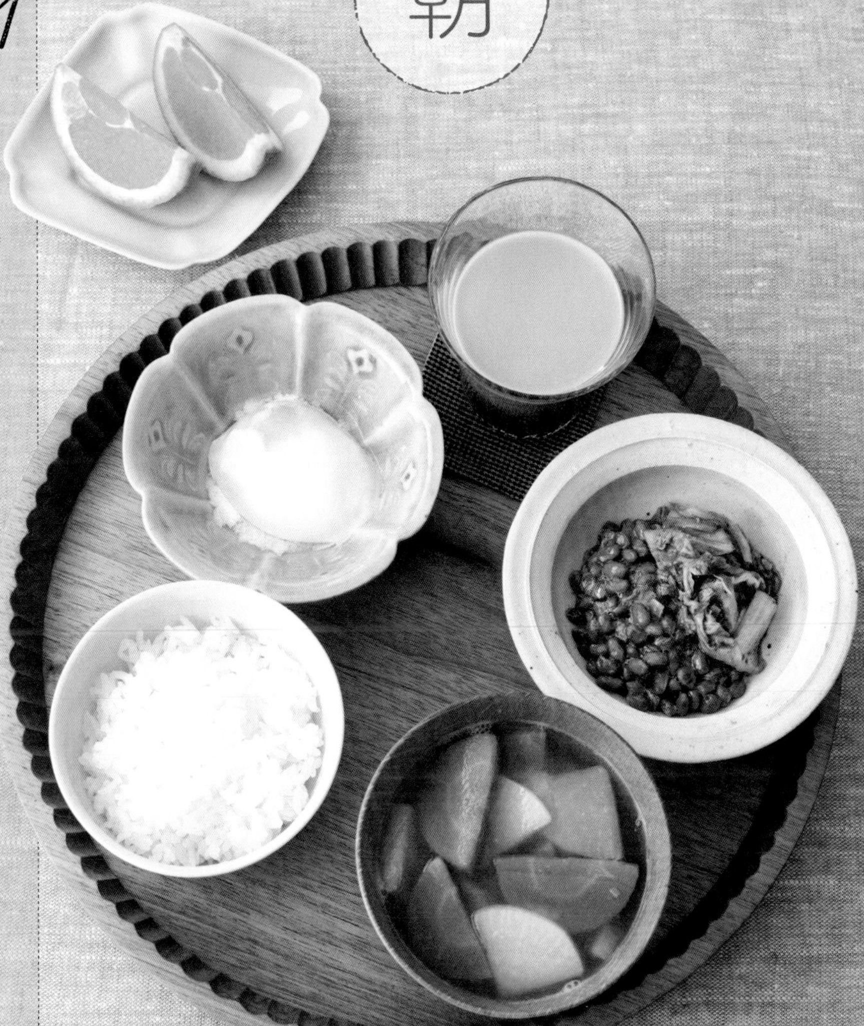

451 kcal

たんぱく質 …… 20.8g

452 kcal

たんぱく質 …… **27.7g**

豚ヒレ肉は
代謝を上げる
優秀食材

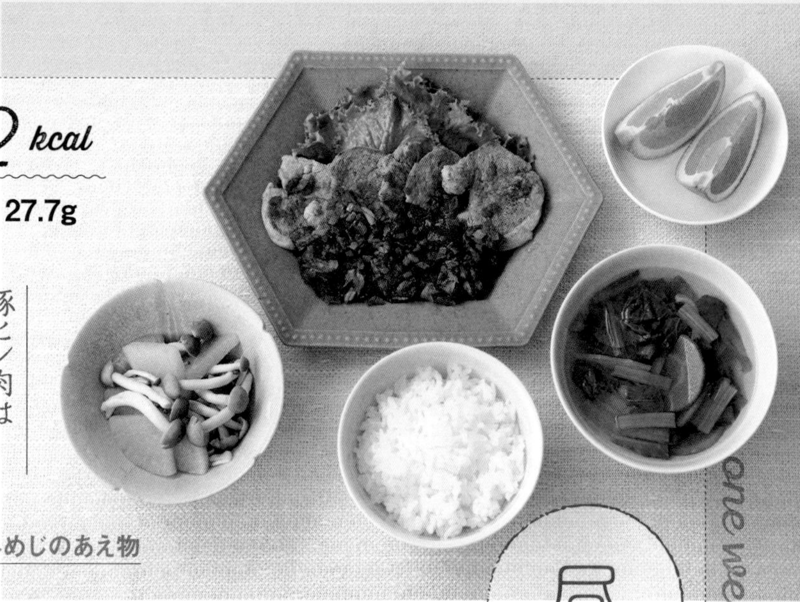

昼

one week menu

大根としめじのあえ物

[材料]

しめじ … 20g
美肌具材（大根・P.22）… 70g
青じそドレッシング（ノンオイルタイプ）
　… 小さじ2

[作り方]

① しめじは石づきをとり、ほぐして耐熱容器に入れ、ふんわりとラップをして電子レンジで30秒加熱する。
② 大根を加え、ドレッシングであえ、器に盛る。

中華スープ

[材料]

美肌具材（にんじん・P.22）… 30g
美肌汁 … 100mℓ
小松菜 … 40g
コンソメスープのもと（顆粒）
　… 小さじ 1/2

[作り方]

すべての材料を小鍋に入れて煮立て、器に盛る。

★耐熱容器に入れて電子レンジで3分加熱してもいい。

豚ヒレ肉とフレッシュトマトソテー

[材料]

豚ヒレかたまり肉 … 100g
トマト … 1/4 個
玉ねぎ … 20g
フリルレタス … 1枚
塩 … 小さじ 1/3

[作り方]

① 豚肉は1〜2cm厚さに切り、たたいて薄くし、塩半量を振る。
② トマトはあらくきざみ、玉ねぎはみじん切りにする。
③ フライパンで豚ヒレ肉両面を焼き、火が通ったらとり出す。
④ 同じフライパンにトマトと玉ねぎを入れて、弱めの中火でしんなりするまで炒め、残りの塩を振る。
⑤ 器にレタス、③を並べ、④をかける。

ごはん

1杯（120g）

フルーツ

オレンジ … 2切れ

★好きなフルーツ（50g）でOK。

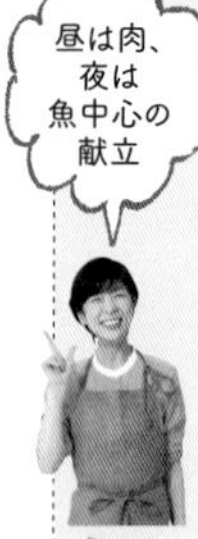

まぐろとオクラ、わかめの爆弾丼

[材料]
わかめ（乾燥）… 大さじ1
きざみオクラ（冷凍）… 40g
ごはん … 1杯（120g）
まぐろ刺身 … 100g
しょうが（すりおろし）… 小さじ1
わさび（すりおろし）… 小さじ 1/2
しょうゆ … 小さじ2

[作り方]
① わかめはたっぷりの水でもどしておく。オクラは解凍しておく。
② 器にごはんを盛り、まぐろ、水けをきったわかめとオクラをのせ、しょうがとわさびを添える。
③ しょうゆをかけていただく。

ほうれんそうのお吸いもの

[材料]
ほうれんそう（冷凍）… 50g
水 … 100mℓ
だしのもと（顆粒）… 少々
塩 … 少々

[作り方]
① ほうれんそうはさっと水（分量外）にさらし、さっと水けをきる。
② すべての材料を小鍋に入れて煮立て、器に盛る。
*耐熱容器に入れて電子レンジで3分加熱してもいい。

335 kcal
たんぱく質 …… 25.7g

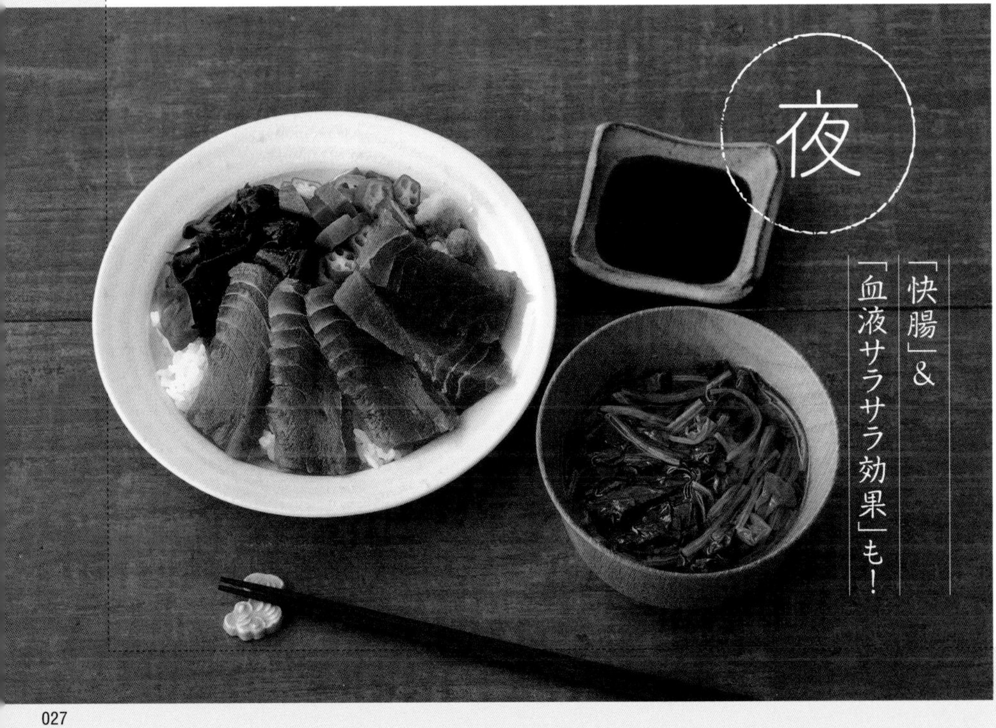

2日目

鉄分をしっかりとって貧血予防

one week menu

ほうれんそうオムレツ

[材料]

卵 … 2個
ほうれんそう（冷凍）… 50g
サラダ油 … 小さじ1
トマトケチャップ … 小さじ2
レタス … 適量

[作り方]

① ほうれんそうは解凍し、さっと水にさらし、水けをきる。
② ボウルに卵を割りほぐし、ほうれんそうをほぐしながら加える。
③ フライパンに油を熱して②を入れ、かたまらないうちに手前に寄せて形をととのえる。
④ 器に盛り、レタスを添えてケチャップをかける。

トマトスープ

[材料]

美肌具材（P.22）… 100g
コンソメスープのもと（顆粒）
… 小さじ 1/2
トマトジュース … 100mℓ

[作り方]

すべての材料を小鍋に入れて煮立て、器に盛る。
★耐熱容器に入れて電子レンジで3分加熱してもいい。

食パン

（全粒粉・6枚切り）… 1枚
トーストにして半分に切る。

フルーツ

りんご … 2切れ
★好きなフルーツ（50g）でOK。

カフェオレ

[材料]

牛乳（低脂肪乳）… 100mℓ
コーヒー … 100mℓ

[作り方]

ホットコーヒーと温めた牛乳をカップに注ぐ。

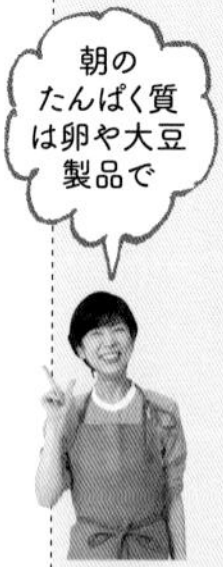

2日目朝昼夜計

1308 kcal

たんぱく質 …… 70.1g

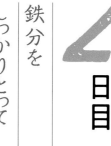

Part 01

1週間献立

2日目

Good Morning!

朝

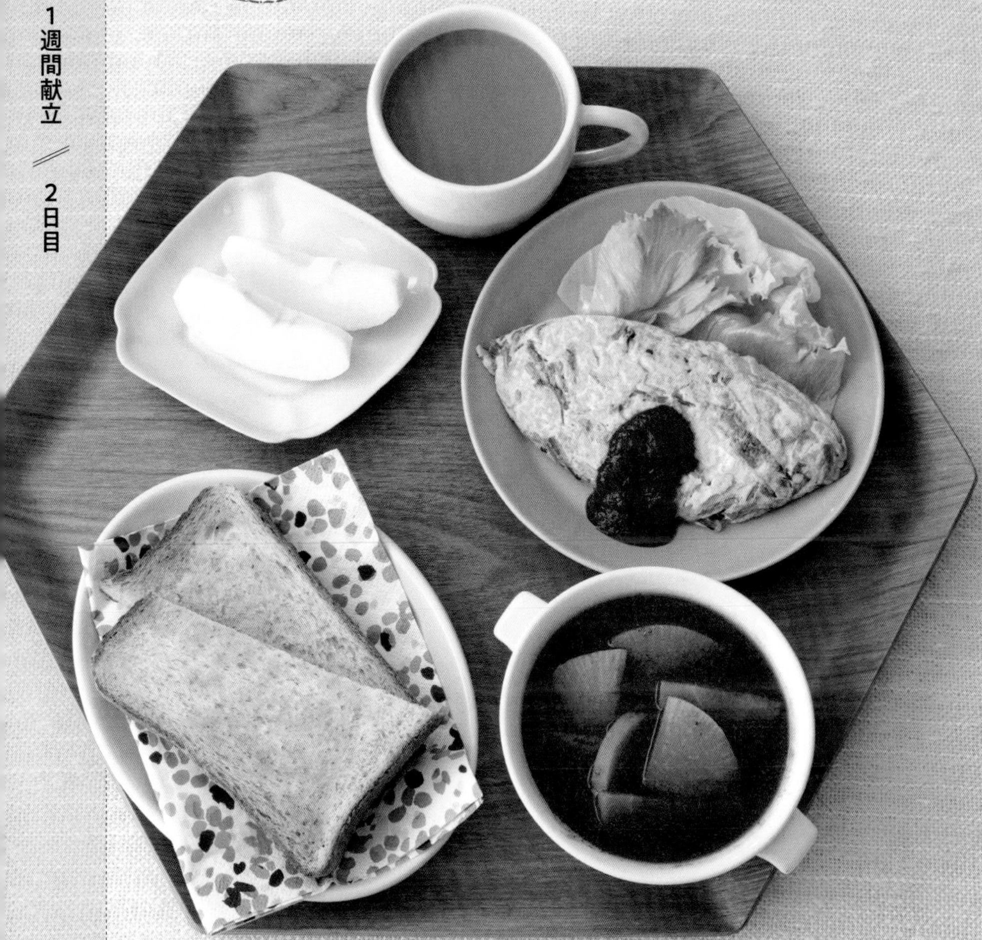

460 kcal

たんぱく質 …… 21.7g

水菜ともやしの梅ごまあえ

［材料］

水菜 … 30g
もやし … 40g
梅肉 … 大さじ 1/2
すり白ごま … 小さじ1

［作り方］

① 水菜は4㎝長さに切り、もやしとともにさっと水にくぐらせる。
② 耐熱容器に入れて電子レンジで1分30秒ほど加熱し、水けをしぼる。
③ 梅肉とごまであえ、器に盛る。

みそ汁

［材料］

美肌スープ（P.22）… 汁・具材各 100g
えのきだけ … 20g
みそ … 小さじ1
だしのもと（顆粒）… 少々

［作り方］

① えのきだけは石づきをとり、3〜4㎝長さに切る。
② すべての材料を小鍋に入れて煮立て、器に盛る。
★耐熱容器に入れて電子レンジで3分加熱してもいい。

ささ身とえのきのレンジつくね

［材料］

ささ身 … 100g
えのきだけ … 1/2 袋（50g）
かたくり粉 … 小さじ1
きざみオクラ（冷凍）… 30g
白だし … 小さじ2

［作り方］

① ささ身はフードプロセッサーでひき肉にする（包丁でトントンとたたいて細かくしてもいい）。えのきだけはあらみじんに切る。
② ボウルに①とかたくり粉を入れ、よくこねてハンバーグのように成形する。耐熱皿にのせて電子レンジで3分加熱する。
③ 白だし、冷凍オクラ、水30㎖（材料外）を耐熱容器に入れて電子レンジで2分加熱する。
④ 器に②を盛り、③をかける。

玄米ごはん

1 杯（120g） ★白米でも OK。

フルーツ

りんご … 2切れ
★好きなフルーツ（50g）でOK。

たんぱく質とビタミンで
美容効果アップ

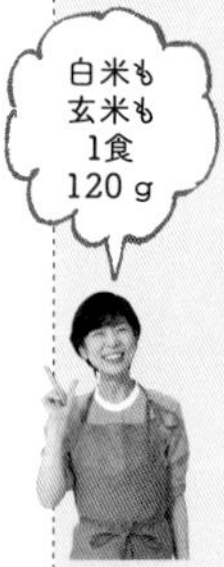

one week menu

昼

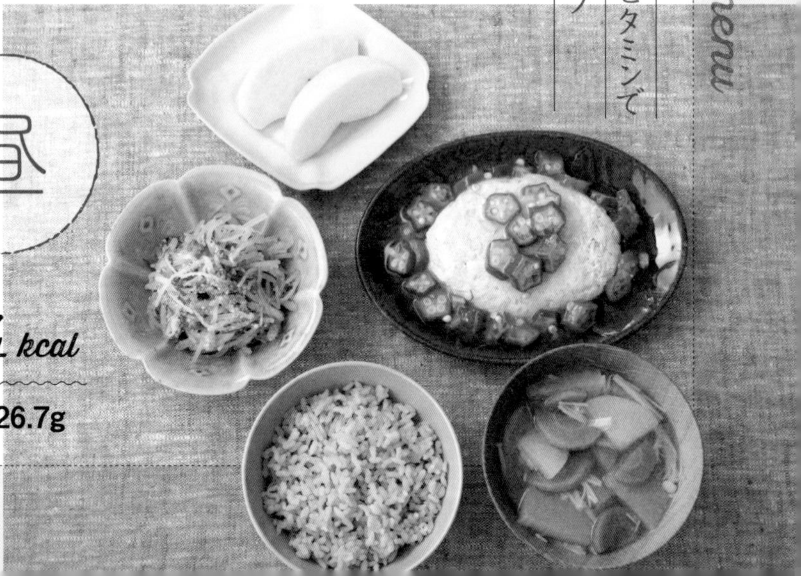

444 kcal

たんぱく質 …… 26.7g

夜

骨密度を上げて女性に
多い骨粗しょう症を予防

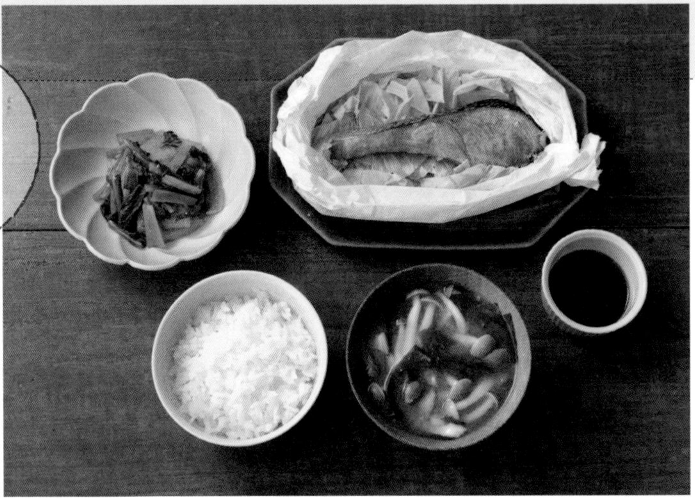

404 kcal

たんぱく質 …… 21.7g

みそ汁

[材料]

わかめ（乾燥）… 小さじ2
しめじ … 1/2 パック（50g）
水 … 100mℓ
みそ … 小さじ1
だしのもと（顆粒）… 少々

[作り方]

① わかめをたっぷりの水（分量外）でもどし、水けをきる。
② すべての材料を小鍋に入れて煮立て、器に盛る。
★耐熱容器に入れて電子レンジで3分加熱してもいい。

ごはん

1杯（120g）

鮭とキャベツのレンジ蒸し

[材料]

塩鮭 … 1切れ（80g）
キャベツ … 100g
ポン酢しょうゆ … 大さじ 1/2

[作り方]

① キャベツはざく切りにし、クッキングペーパーにのせる。その上に塩鮭をのせてキャンディー包みにし、電子レンジで3分加熱する。
② 器にクッキングペーパーごとのせ、ポン酢しょうゆを添える。

小松菜と大根のからしじょうゆあえ

[材料]

小松菜 … 30g
美肌具材（大根・P.22）… 40g
しょうゆ … 小さじ 2/3
ねりがらし … 少々

[作り方]

① 小松菜は3〜4㎝長さに切り耐熱容器に入れて電子レンジで30秒加熱し水にさらしてぎゅっと水けをしぼる。
② しょうゆとからしをまぜ、①と大根をあえる。

3日目

めかぶは血糖値を上がりにくくする効果が

めかぶ納豆

[材料]

納豆 … 1パック
しょうゆ … 小さじ 1/2
めかぶ … 30g
青じそドレッシング（ノンオイルタイプ）
　… 小さじ1

[作り方]

① 納豆はしょうゆを入れまぜる。
② めかぶはドレッシングを入れまぜる。①とともに器に盛る。

かきたま汁

[材料]

美肌スープ（P.22）… 汁・具材各 100g
ほうれんそう（冷凍）… 10g
だしのもと（顆粒）… 少々
卵 … 1個
しょうゆ … 小さじ1

[作り方]

卵以外の材料を小鍋に入れ、中火にかける。煮立ったら卵を溶いて細く回し入れる。

玄米ごはん

1杯（120g）　★白米でも OK。

ミックスベリーヨーグルト

[材料]

ヨーグルト（無脂肪・無糖）… 100g
ミックスベリー（冷凍）… 50g
ラカント … 5g

[作り方]

① ミックスベリーとラカントを耐熱容器に入れ、電子レンジで2分加熱する。
② ヨーグルトを器に盛り、①をかける。

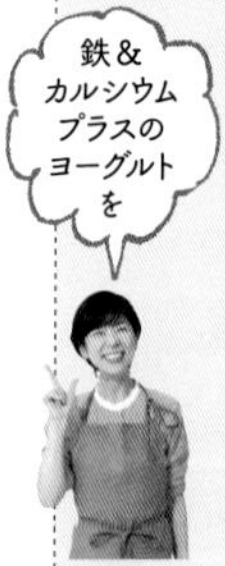

one week menu

3日目朝昼夜計

1362kcal

たんぱく質 …… 67.2g

Good Morning!

Part 01

1週間献立

3日目

朝

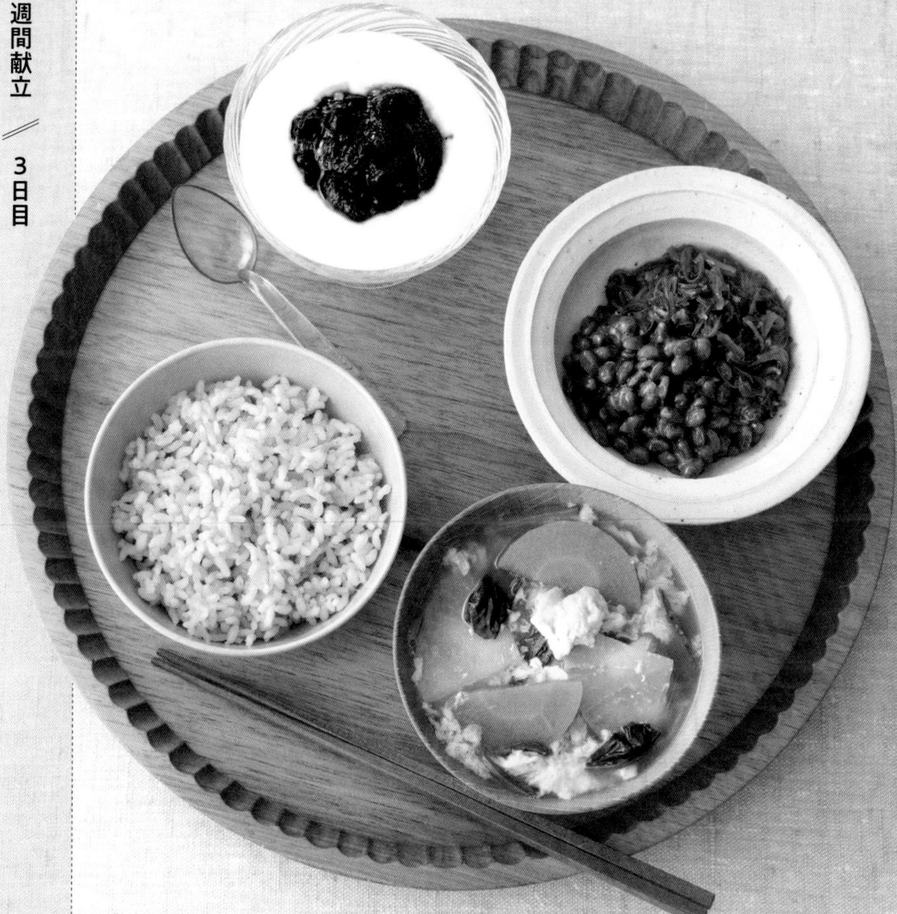

450kcal

たんぱく質 …… 20.1g

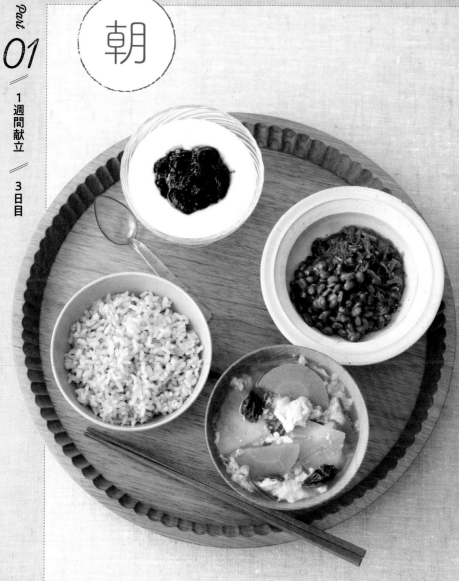

昼

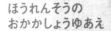

豚もも肉は
新陳代謝を
サポートし、
燃えやすい体に

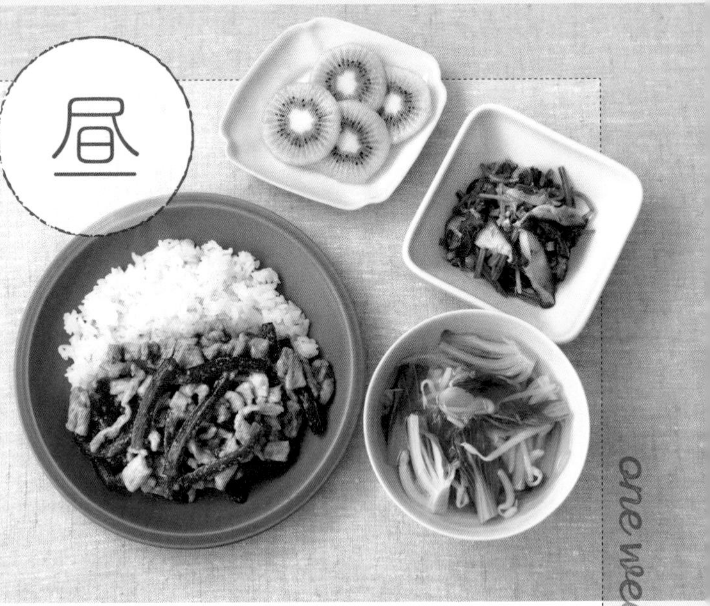

ほうれんそうのおかかしょうゆあえ

［材料］
ほうれんそう … 60g
生しいたけ … 1個
しょうゆ … 小さじ2/3
削り節 … 適量

［作り方］
① ほうれんそうはさっとゆでて3～4cm長さに切り、水けをしぼる。
② しいたけは薄切りにして電子レンジで20秒加熱する。
③ ①と②をしょうゆと削り節であえる。

中華スープ

［材料］
チンゲンサイ … 1/2株（50g）
もやし … 50g
鶏がらスープのもと（顆粒）… 小さじ1/2
しょうが（すりおろし）… 少々

［作り方］
① チンゲンサイは食べやすい大きさに切る。
② すべての材料を小鍋に入れて煮立て、器に盛る。
★耐熱容器に入れて電子レンジで3分加熱してもいい。

フルーツ

キウイフルーツ … 4切れ（1/2個）
★好きなフルーツ（50g）でOK。

440 kcal

たんぱく質 …… **25.2g**

広げて
器に盛り、
見た目
ボリューム
UP

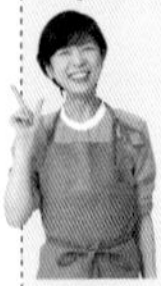

豚もも肉とパプリカのレンジでガパオ風

［材料］
豚もも肉 … 100g
パプリカ（赤）… 50g
焼き肉のたれ … 大さじ1
かたくり粉 … 小さじ1
ごはん … 1杯（120g）

［作り方］
① 豚肉は余分な脂身をはさみなどで除き、細切りにする。パプリカも細切りにする。
② 耐熱容器に豚肉と焼き肉のたれ、かたくり粉を入れてよくもみこむ。
③ パプリカを②の肉の間に入れこむようにし、電子レンジで3分30秒加熱する。とり出してよくまぜる。
④ 器にごはんと③を盛る。

ぶりときのこのノンオイル照り焼き

[材料]
ぶり … 1切れ（80g）
しめじ … 1/2 パック（50g）
エリンギ … 30g
しょうゆ … 小さじ2
レモン汁 … 大さじ1
レモン（くし形切り）… 1切れ

[作り方]
① ぶりは食べやすい大きさにそぎ切りにする。しめじは石づきをとり、ほぐす。エリンギは長さを半分に切って薄切りにする。
② フライパンにフライパン用アルミホイルを敷き、中火にかけ、①を入れて焼く。
③ しょうゆとレモン汁を加え、煮詰めながらからめる。
★甘みがほしい場合、好みでラカントをプラスする。

ごはん

1杯（120g）

472 kcal

たんぱく質 …… 21.9g

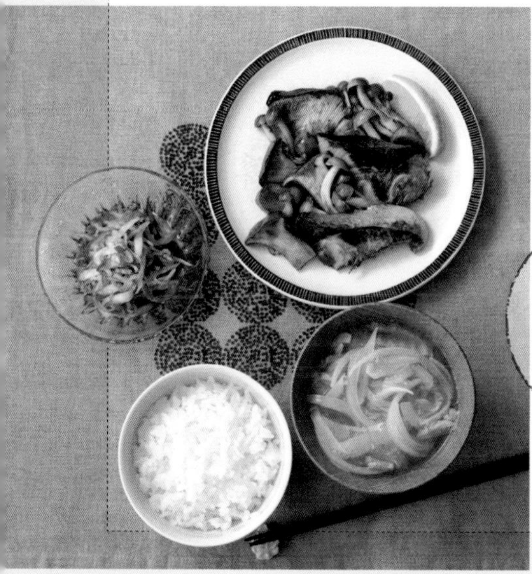

切り干し大根のピリ辛サラダ

[材料]
切り干し大根（乾燥）… 10g
きゅうり … 1/3 本
Ⓐ ポン酢しょうゆ … 小さじ1
Ⓐ 赤とうがらし（パウダー）… 少々

[作り方]
① 切り干し大根はさっと洗い、水80mℓ（材料外）を加え電子レンジで2分加熱する。水けをきり、長ければ食べやすい長さに切る。
② きゅうりはせん切りにして、塩少々（材料外）で塩もみをし、さっと洗い流して水けをきる。
③ ①と②を、Ⓐであえて器に盛る。

みそ汁

[材料]
白菜 … 50g
玉ねぎ … 50g
水 … 100g
みそ … 小さじ1
だしのもと（顆粒）… 少々

[作り方]
① 白菜はざく切り、玉ねぎは薄切りにする。
② すべての材料を小鍋に入れて煮立て、器に盛る。
★耐熱容器に入れて電子レンジで3分加熱してもいい。

夜

食べる量を減らさずに、血中コレステロールを下げる！

4日目

健康効果抜群のダイエット中とは思えない甘い献立

one week menu

フレンチトースト

［材料］

いちご（冷凍）… 50g
ラカント … 10g
卵 … 1個
牛乳（低脂肪乳）… 50mℓ
食パン（全粒粉・6枚切り）… 1枚
カッテージチーズ … 50g

［作り方］

① いちごとラカントを耐熱容器に入れ、電子レンジで2分加熱する。パンは半分に切る。
② ボウルに卵と牛乳を入れてよくまぜ、手でパンをぎゅっと押してひたす。
③ フライパンにフライパン用アルミホイルを敷き、②を入れてふたをする。弱めの中火で焦げ目がつきすぎないように両面を焼く。
④ 器に盛り、①とカッテージチーズをのせる。

豆とキャベツのサラダ

［材料］

キャベツ … 70g
塩 … 少々
大豆（水煮）… 50g
青じそドレッシング（ノンオイルタイプ）
… 小さじ2

［作り方］

① キャベツはせん切りにして塩もみをする。
② 器に盛り、大豆をのせ、ドレッシングをかける。

コンソメスープ

［材料］

美肌具材（P.22）… 100g
ブロッコリー（冷凍）… 30g
水 … 100mℓ
コンソメスープのもと（顆粒）… 少々

［作り方］

すべての材料を小鍋に入れて煮立て、器に盛る。
★耐熱容器に入れて電子レンジで3分加熱してもいい。

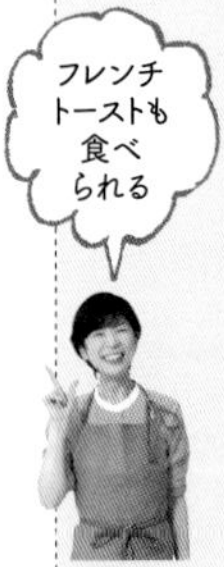

4日目朝昼夜計
1306 kcal
たんぱく質 …… 77.0g

Good Morning!

朝

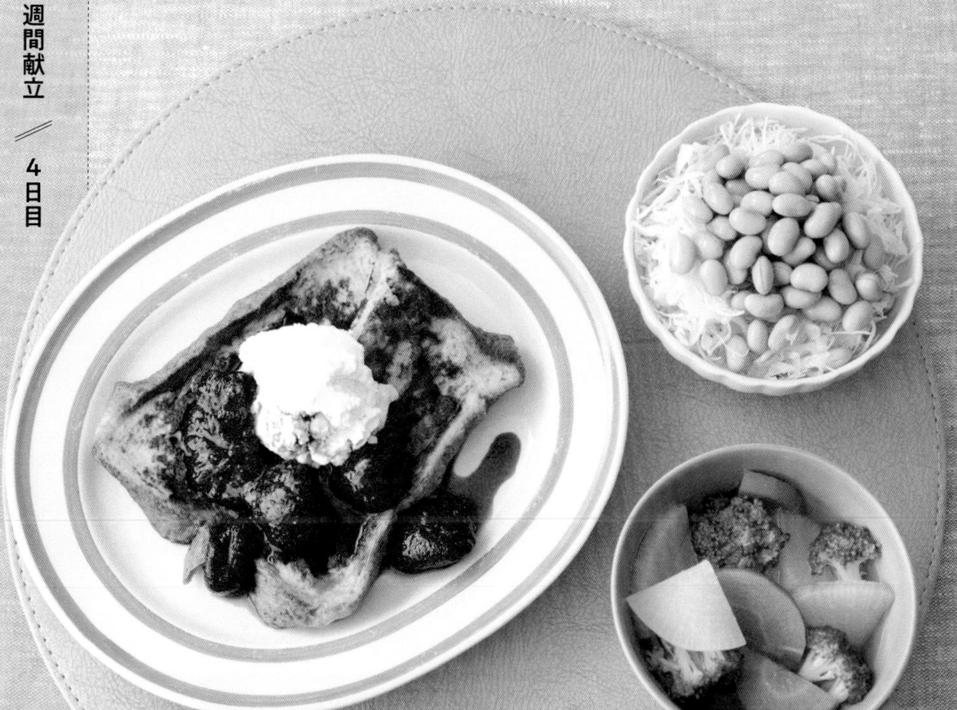

441 kcal

たんぱく質 …… 27.7g

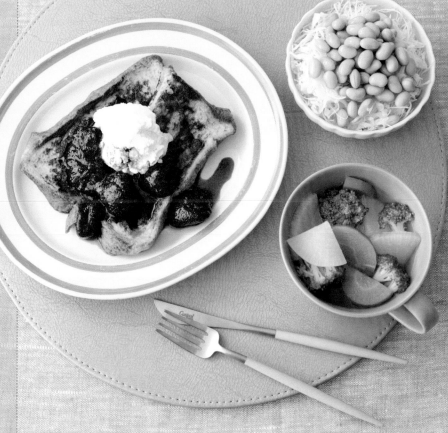

ささ身と小松菜のカレーあん

［材料］

ささ身 … 100g
小松菜 … 50g
めんつゆ（3倍希釈用）… 大さじ 1/2
カレー粉 … 少々
水 … 50mℓ
かたくり粉 … 小さじ1（水大さじ1で溶く）

［作り方］

① ささ身はそぎ切りにする。小松菜は3〜4cm長さに切る。
② 小鍋にかたくり粉以外の材料を入れて中火にかける。
③ 全体に火が通ったらかたくり粉でとろみをつける。

ごはん

1杯（120g）

フルーツ

グレープフルーツ … 2切れ
★好きなフルーツ（50g）でOK。

なすのポン酢しょうゆあえ

［材料］

なす … 1本（80g）
白ごま … 小さじ1
ポン酢しょうゆ … 小さじ1
削り節 … 1/2 パック

［作り方］

① なすは竹串などで2〜3カ所穴をあけ、ラップで包む。
② 電子レンジで2分加熱する。水にとり冷やし、水けをしぼる。
③ 食べやすい大きさに切って器に盛る。ごまとポン酢をかけ、削り節を散らす。

中華スープ

［材料］

パプリカ（赤）… 10g
美肌具材（P.22）… 100g
水 … 100mℓ
鶏がらスープのもと（顆粒）… 小さじ 1/2
しょうが（すりおろし）… 少々

［作り方］

① パプリカは細切りにする。
② すべての材料を小鍋に入れて煮立て、器に盛る。
★耐熱容器に入れ電子レンジで3分加熱でもOK。

one week menu

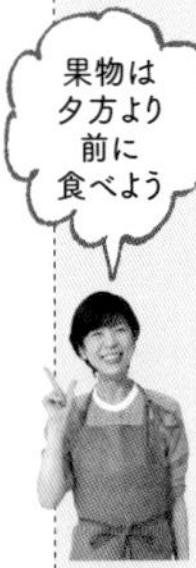

昼

亜鉛がとれる献立で、代謝をサポート

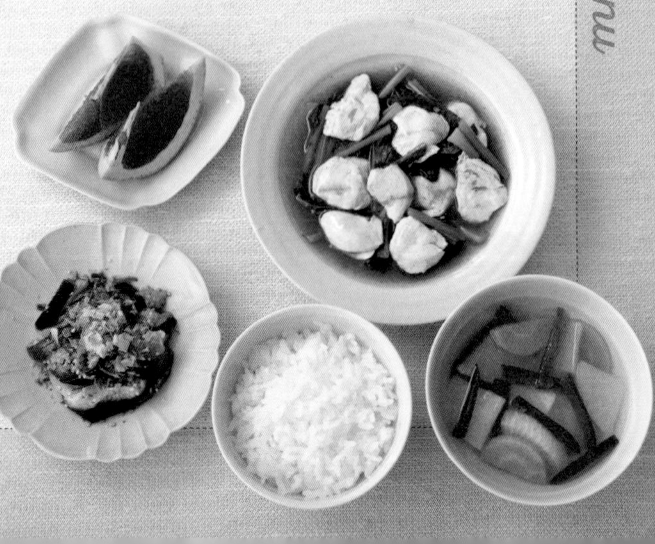

392 kcal

たんぱく質 …… **26.0g**

夜

いわしの缶詰は
健康効果抜群！

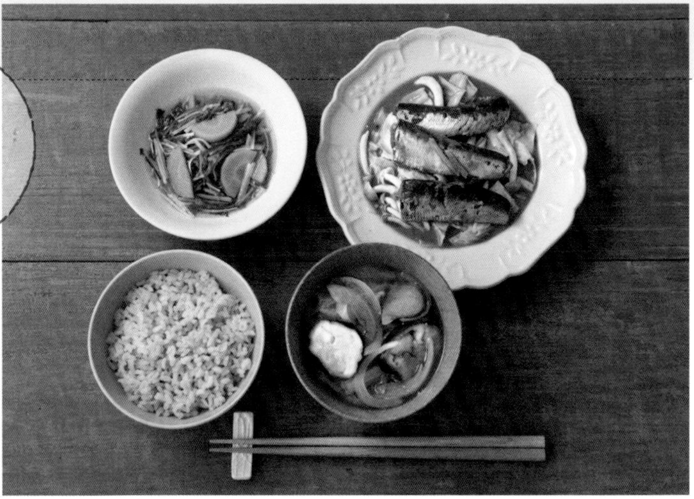

473 kcal

たんぱく質 …… 23.3g

みそ汁

[材料]

なす … 50g
玉ねぎ … 50g
水 … 100㎖
みそ … 小さじ1
だしのもと（顆粒）… 少々

[作り方]

① なすは食べやすい大きさに切る。玉ねぎは薄切りにする。
② みそ以外の材料を小鍋に入れ、ふたをしてやわらかくなるまで煮る。
※水が少なくなったら味をみて、適宜水（分量外）を加える。
③ 最後にみそをとき、器に盛る。
★電子レンジの場合、すべての材料を耐熱容器に入れ、4分加熱する。

玄米ごはん

1杯（120g） ★白米でもOK。

いわしのみそ煮缶詰のちゃんちゃん風

[材料]

キャベツ … 60g
しめじ … 40g
いわし（みそ煮缶詰）… 1缶（100g）

[作り方]

① キャベツはざく切りにする。しめじは石づきをとり、ほぐす。
② 耐熱容器に①を入れ、ふんわりラップをかけ、電子レンジで3分加熱する。
③ いわしを汁ごとのせてさらに2分加熱し、器に盛る。

水菜とにんじんの煮びたし

[材料]

水菜 … 50g
美肌具材（にんじん・P.22）… 20g
水 … 大さじ1
めんつゆ（3倍希釈用）… 小さじ1

[作り方]

① 水菜は水でさっと洗い、3〜4㎝長さに切る。
② 材料すべてを耐熱容器に入れ、電子レンジで2分加熱する。

5日目

お腹にやさしい和食献立に、ビタミンCたっぷりのキウイをプラス

豆腐と大根、にんじんの卵とじ

［材料］

絹ごし豆腐 … 50g
美肌具材（P.22）… 100g
めんつゆ（3倍希釈用）… 小さじ2
水 … 50mℓ
卵 … 1個

［作り方］

① 豆腐は食べやすい大きさに切る。
② 小さめのフライパンに卵以外の材料を入れ、中火にかける。
③ ひと煮立ちしたら卵を溶いて回し入れ、器に盛る。

小松菜とわかめのあえ物

［材料］

小松菜 … 70g
わかめ（乾燥）… 小さじ2
ポン酢しょうゆ … 小さじ1

［作り方］

① わかめはたっぷりの水でもどす。
② 小松菜は3〜4cm長さに切る。電子レンジで1分加熱して水にさらし、手でぎゅっとしぼる。
③ ①と②をポン酢であえる。

ごはん

1杯（120g）

フルーツ

キウイフルーツ … 4切れ（1/2個）
★好きなフルーツ（50g）でOK。

抹茶オレ

［材料］

抹茶 … 2g
湯 … 少々
牛乳（低脂肪乳）… 100mℓ

［作り方］

① 耐熱のマグカップに抹茶を入れ、湯で溶く。
② 牛乳を入れてまぜ、電子レンジで1分30秒加熱する。

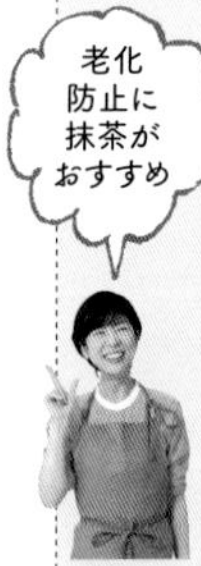

one week menu

5日目朝昼夜計

1265 kcal

たんぱく質 …… **60.6g**

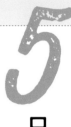

Good Morning!

朝

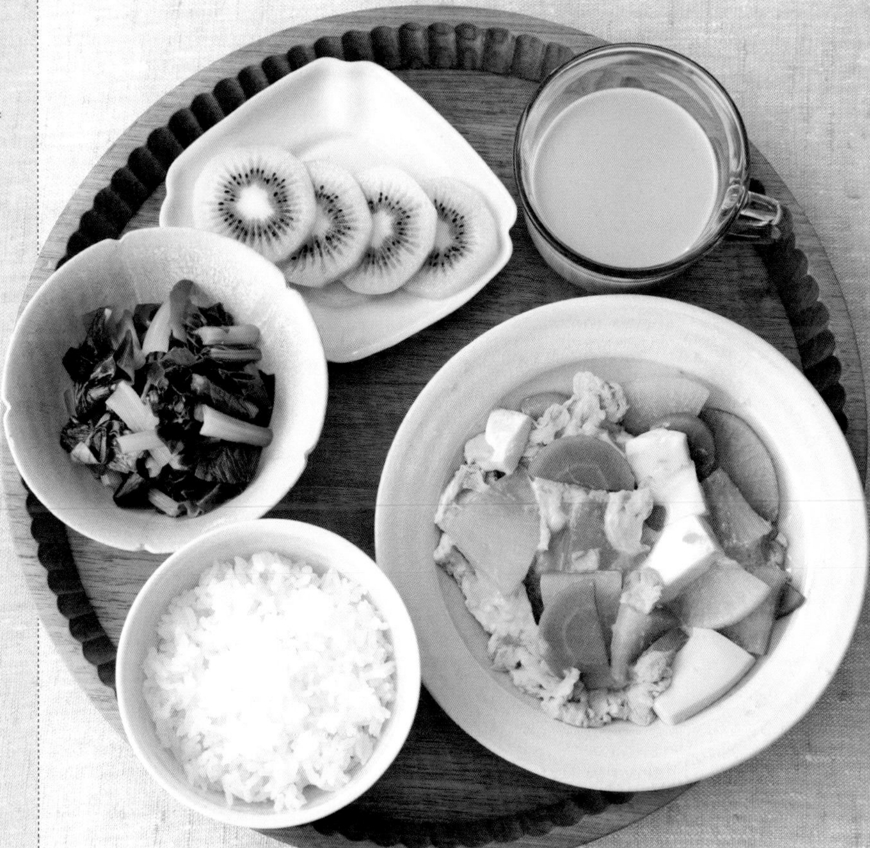

407 kcal

たんぱく質 …… 17.2g

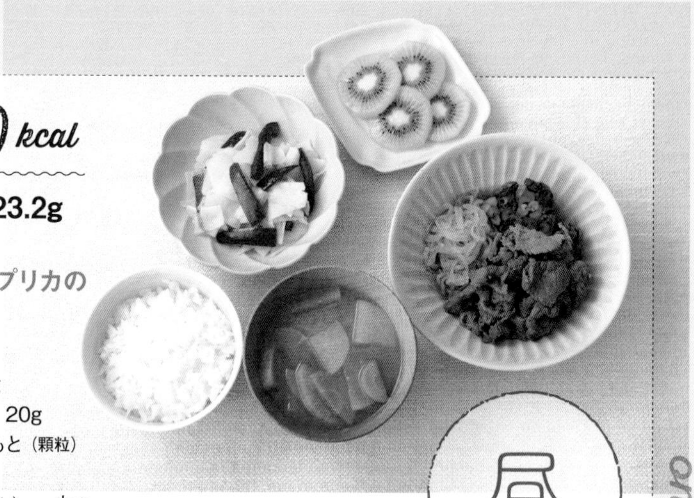

460 kcal

たんぱく質 …… **23.2g**

昼

one week menu

ダイエット中は、
脂肪が少ない
赤身の
オージービーフが
おすすめ

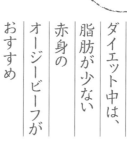

キャベツとパプリカのレンジ蒸し

[材料]

キャベツ … 50g
パプリカ（赤）… 20g
鶏がらスープのもと（顆粒）
　… 小さじ 1/3
しょうが（すりおろし）… 少々

[作り方]

① キャベツはざく切りにし、パプリカは7〜8mm幅に切る。どちらもさっと水にくぐらせる。
② ①とスープのもと、しょうがを耐熱容器に入れる。電子レンジで1分30秒加熱し、器に盛る。

みそ汁

[材料]

美肌具材（P.22）… 100g
水 … 100mℓ
みそ … 小さじ1
だしのもと（顆粒）… 少々

[作り方]

すべての材料を小鍋に入れて煮立て、器に盛る。
*耐熱容器に入れて電子レンジで3分加熱してもいい。

ごはん

1杯（120g）

フルーツ

キウイフルーツ … 4切れ（1/2 個）
*好きなフルーツ（50g）でOK。

牛肉と小松菜、しらたきの甘辛煮

[材料]

牛もも肉（しゃぶしゃぶ用）… 100g
小松菜 … 40g
しらたき（アク抜き済み）… 60g
しょうが（すりおろし）… 少々
めんつゆ（3倍希釈用）… 大さじ1
水 … 30mℓ

[作り方]

① 牛肉は余分な脂身をとってから3〜4cm幅に切る。小松菜は3〜4cm長さに切る。しらたきは食べやすい長さに切る。
② 小鍋に材料すべてを入れ、ふたをして中火にかける。煮立ったらアクを除いて、小松菜がしんなりするまで煮る。

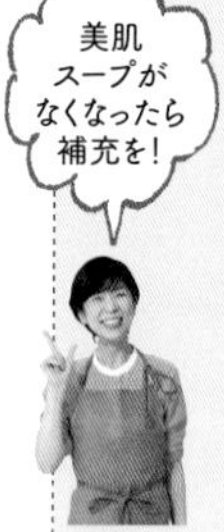

さば缶と大根、にんじんのノンオイル塩いため

［材料］
さば（水煮缶詰）… 1/2 缶（90g）
美肌具材（P.22）… 100g
鶏がらスープのもと（顆粒）
… 小さじ 1/3
しょうが（すりおろし）… 小さじ 1/2

［作り方］
小さめのフライパンに、材料をすべて入れていため、器に盛る。

きゅうりのおかか梅しょうゆあえ

［材料］
きゅうり … 2/3 本
Ⓐ しょうゆ … 小さじ 1/2
削り節 … 少々
梅びしお … 少々

［作り方］
① きゅうりは薄切りにして軽く塩もみ（材料外）する。軽く水洗いしてぎゅっとしぼる。
② Ⓐをまぜ、①をあえる。

ごはん

1杯（120g）

中華スープ

［材料］
レタス … 30g
えのきだけ … 20g
水 … 100g
鶏がらスープのもと（顆粒）
… 小さじ 1/2

［作り方］
① レタスは食べやすい大きさに切る（手でちぎってもOK）。えのきだけは石づきをとり、ほぐす。
② すべての材料を小鍋に入れて煮立て、器に盛る。
★耐熱容器に入れて電子レンジで3分加熱してもいい。

398 kcal

たんぱく質 …… **20.2g**

夜

さば缶は栄養たっぷり。
お通じをよくし、
免疫力アップにも

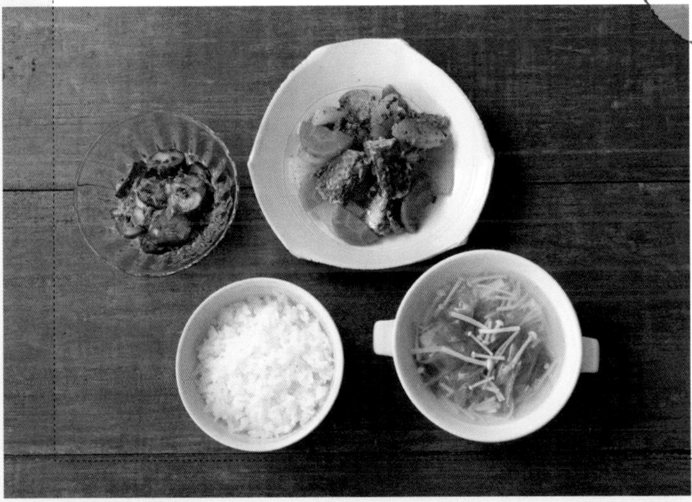

6日目

筋肉をつくる
たんぱく質や
細胞膜を強くする
脂質で体を元気に

one week menu

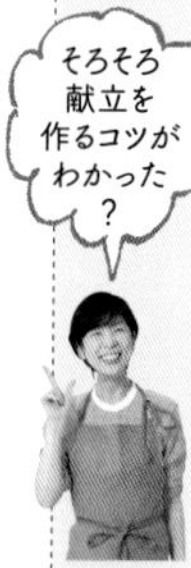

豆腐とトマト、卵のいため物

［材料］

トマト … 1/2個（100g）
絹ごし豆腐 … 50g
卵 … 1個
サラダ油 … 小さじ1
塩 … 小さじ1/3

［作り方］

① トマトはくし形切り、豆腐は大きめのさいの目切りにする。卵は割りほぐす。
② フライパンにフライパン用アルミホイルを敷き、サラダ油を入れて火にかける。
③ トマトと豆腐を加えいためる。卵を加えさっといため、塩で味をととのえる。

食パン

（全粒粉・6枚切り）… 1枚
トーストにして半分に切る。

フルーツ

グレープフルーツ … 2〜3切れ
★好きなフルーツ（50g）でOK。

具だくさんミルクコンソメスープ

［材料］

美肌具材（P.22）… 100g
しめじ … 20g
ブロッコリー（冷凍）… 30g
牛乳（低脂肪乳）… 100mℓ
水 … 大さじ2
コンソメスープのもと（顆粒）… 小さじ1
かたくり粉 … 小さじ1（水大さじ1で溶く）

［作り方］

① しめじは石づきをとり、ほぐす。ブロッコリーとともに耐熱容器に入れ、電子レンジで1分加熱する。
② 小鍋にかたくり粉以外の材料をすべて入れ、ひと煮立ちさせる。かたくり粉を加え、とろみをつける。

6日目朝昼夜計

1245 kcal

たんぱく質 …… **61.9g**

Good Morning!

朝

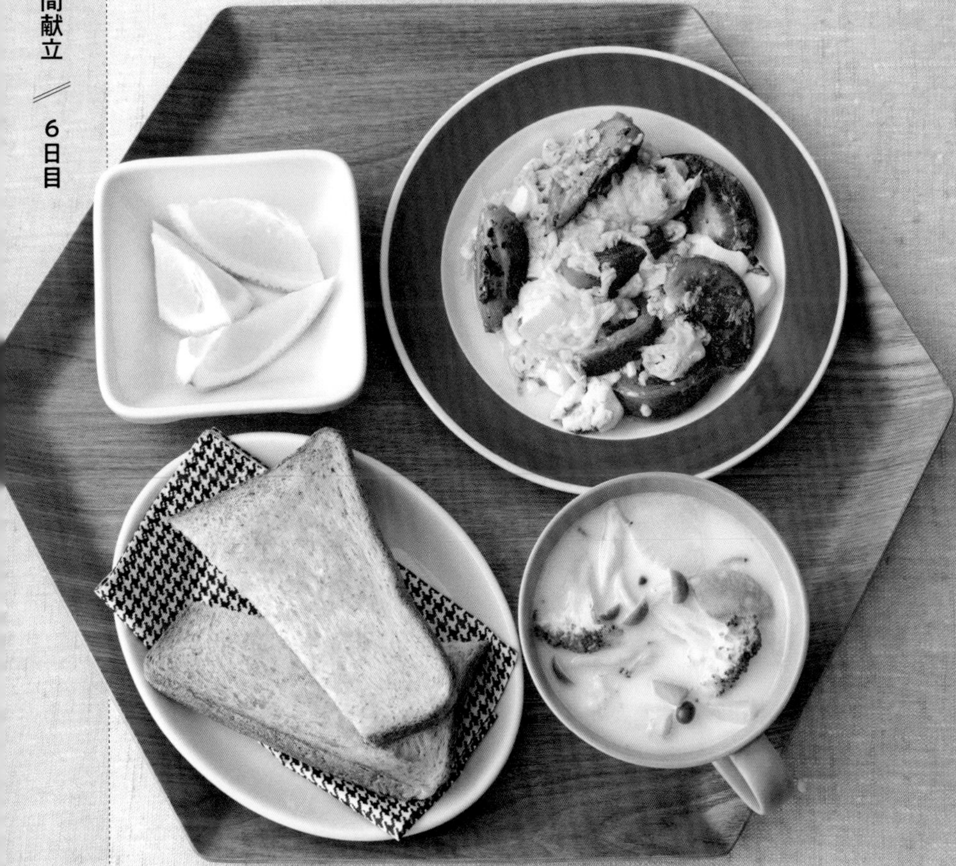

415 kcal

たんぱく質 …… 18.3g

豚もも肉となすの ノンオイル中華いため風

［材料］

豚もも肉 … 100g
なす … 1本（80g）

Ⓐ | オイスターソース … 小さじ2
しょうが（すりおろし）… 少々
かたくり粉 … 小さじ1

［作り方］

① なすは食べやすい大きさに切り、水に2〜3分つけてアクを抜く。
② 豚肉は余分な脂をカットして3〜4cm幅に切る。耐熱容器に入れ、Ⓐをもみこむ。
③ 肉の間になすを入れ、ふんわりとラップをして電子レンジで4分加熱する。とり出してよく混ぜる。

トマト

トマト … 3切れ

中華スープ

［材料］

美肌具材（P.22）… 100g
きざみオクラ（冷凍）… 20g
水 … 100mℓ
鶏がらスープのもと（顆粒）… 小さじ 1/3
しょうが（すりおろし）… 少々

［作り方］

すべての材料を小鍋に入れて煮立て、器に盛る。

★耐熱容器に入れて電子レンジで3分加熱してもいい。

玄米ごはん

1杯（120g）

★白米でもOK。

フルーツ

グレープフルーツ … 2〜3切れ

★好きなフルーツ（50g）でOK。

がっつりボリュームがある献立で満足感を！

昼

426kcal

たんぱく質 …… 23.1g

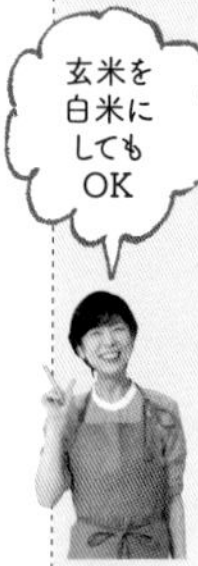

one week menu

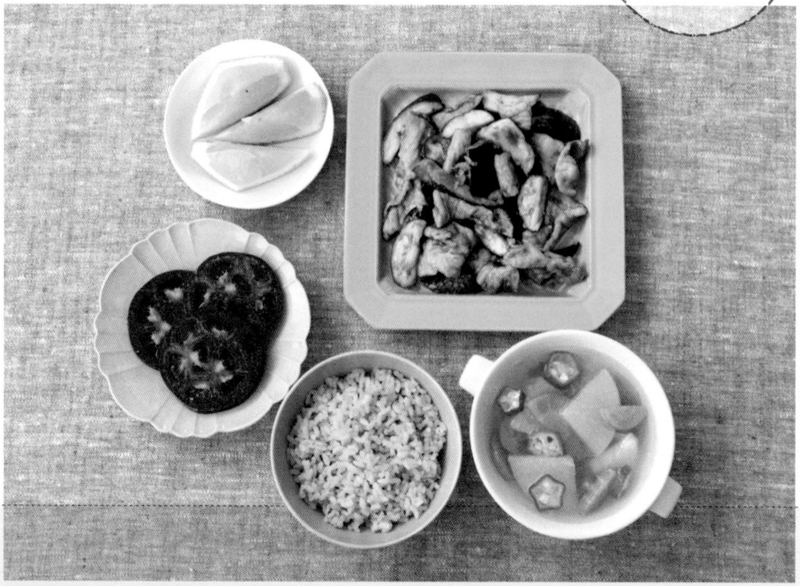

夜

鮭は骨にも美容にも効果あり。ビタミンCと組み合わせて

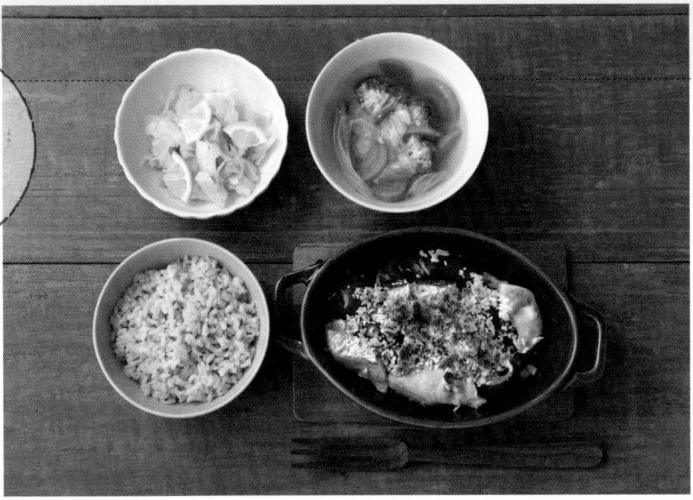

404 kcal

たんぱく質 …… 20.5g

鮭とトマトとパプリカのパン粉焼き

[材料]

塩鮭 … 1切れ（80g）
トマト … 75g
パプリカ（赤）… 40g
パン粉（生）… 大さじ1
パセリ（みじん切り）… 少々

[作り方]

① 鮭はそぎ切り、トマトは輪切り、パプリカは乱切りにする。
② 耐熱容器にトマトを並べ、上に鮭とパプリカをのせ、電子レンジで3分加熱する。
③ とり出してパン粉を振り、トースターできつね色になるまで焼き、パセリを振る。

玄米ごはん

1杯（120g） ★白米でもOK。

キャベツのレモンナンプラーあえ

[材料]

キャベツ … 70g
塩 … 少々
ナンプラー … 小さじ1/2
レモン汁 … 小さじ1/2

[作り方]

① キャベツはざく切りにし、塩もみをする。
② ナンプラーとレモン汁であえる。

コンソメスープ

[材料]

レタス … 30g
美肌具材（にんじん・P.22）… 30g
ブロッコリー（冷凍）… 20g
水 … 100mℓ
コンソメスープのもと（顆粒）… 小さじ1/2

[作り方]

① レタスは食べやすい大きさにちぎる。
② すべての材料を小鍋に入れて煮立て、器に盛る。
★耐熱容器に入れて電子レンジで3分加熱してもいい。

7日目

目玉焼きも
フライパン用アルミホイル
を使ってノンオイルに！

one week menu

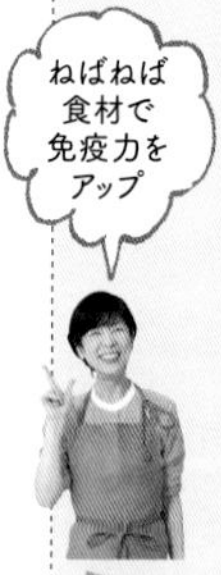

ノンオイル目玉焼き

［材料］

卵 … 1個
フリルレタス … 20g
ミニトマト … 3個
オレンジ … 2切れ（50g）
塩 … 少々

［作り方］

① フライパンにフライパン用アルミホイルを敷き、目玉焼きを作る。
② レタスやトマト、オレンジとともに器に盛り、塩を振る。

オクラ納豆

［材料］

納豆 … 1パック
しょうゆ … 小さじ 1/2
きざみオクラ（冷凍）… 30g

［作り方］

① 納豆はしょうゆを加え、よくまぜる。
② オクラは解凍し、①とともに器に盛る。

玄米ごはん

1杯（120g）
★白米でも OK。

カフェオレ

［材料］

牛乳（低脂肪乳）… 100mℓ
コーヒー … 100mℓ

［作り方］

ホットコーヒーと温めた牛乳をカップに注ぐ。

中華スープ

［材料］

小松菜 … 50g
しめじ … 50g
水 … 100mℓ
鶏がらスープのもと（顆粒）
… 小さじ 1/2
しょうが（すりおろし）… 少々

［作り方］

① 小松菜は3～4㎝長さに切る。しめじは石づきをとり、ほぐす。
② すべての材料を小鍋に入れて煮立て、器に盛る。
★耐熱容器に入れて電子レンジで3分加熱してもいい。

7日目朝昼夜計

1374 kcal

たんぱく質 …… 67.9g

Good Morning!

朝

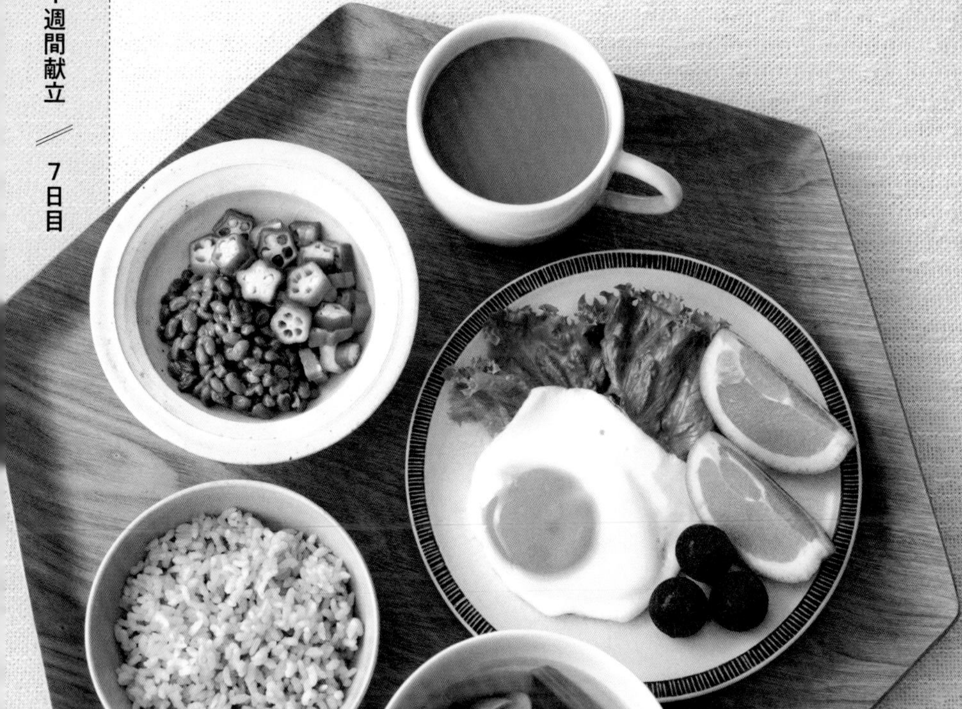

453 kcal

たんぱく質 …… 21.0g

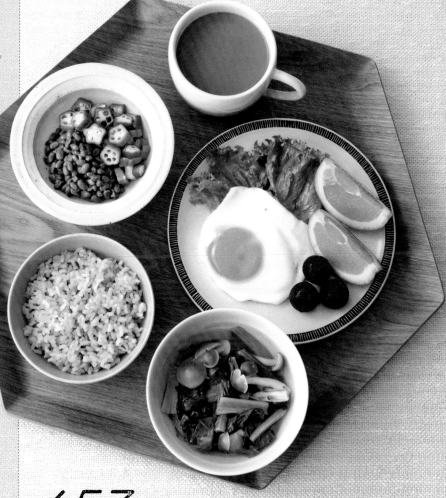

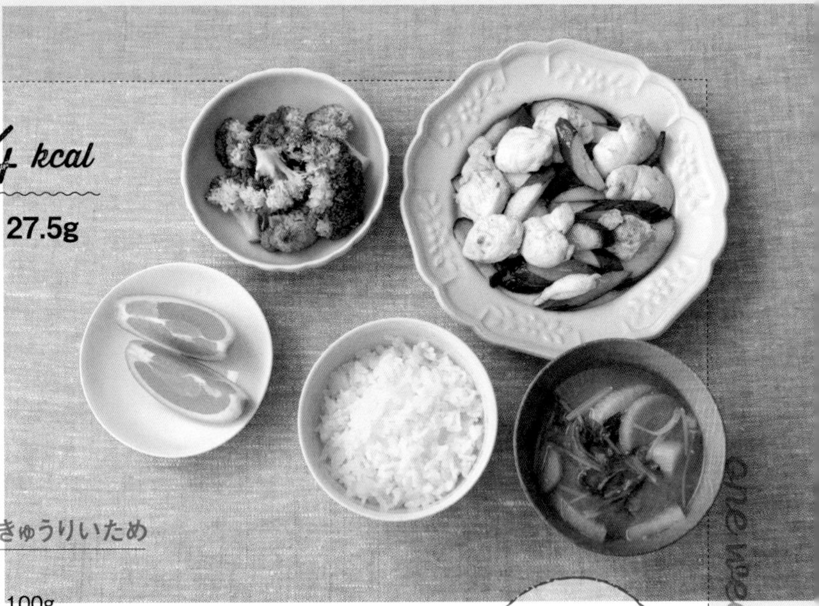

424 kcal

たんぱく質 …… 27.5g

昼

脂肪分が少ない
ささ身はダイエットの
強い味方

ささ身ときゅうりいため

［材料］

ささ身 … 100g
きゅうり … 1本（100g）
ごま油 … 小さじ1
鶏がらスープのもと（顆粒）
… 小さじ1

［作り方］

① ささ身はそぎ切りにする。きゅうりは縦半分に切り、斜め薄切りにする。
② フライパンにごま油を熱し、①をいため、スープのもとで味をつける。

ブロッコリーのおかかあえ

［材料］

ブロッコリー（冷凍）… 70g
しょうゆ … 小さじ 2/3
削り節 … 1/2 パック（1g）

［作り方］

① ブロッコリーは解凍する。
② 削り節としょうゆをまぜ、①とあえる。

ごはん

1杯（120g）

フルーツ

オレンジ … 2切れ
★好きなフルーツ(100g)でOK。

みそ汁

［材料］

水菜 … 20g
美肌具材（P.22）… 100g
水 … 100mℓ
みそ … 小さじ1
だしのもと（顆粒）… 小さじ 1/3

［作り方］

① 水菜は3〜4cm長さに切る。
② すべての材料を小鍋に入れて煮立て、器に盛る。
★耐熱容器に入れて電子レンジで3分加熱してもいい。

one week menu

1週間
頑張り
ました！

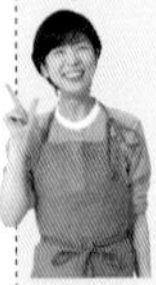

もやしときゅうりの塩昆布あえ

[材料]

もやし … 50g
きゅうり … 20g
塩昆布（細切り）… 小さじ1

[作り方]

① もやしはさっとゆでて水けをきる。
② きゅうりは薄切りにして昆布であえ、しんなりしたらもやしを入れてあえる。

みそ汁

[材料]

キャベツ … 40g
ブロッコリー（冷凍）… 30g
水 … 100mℓ
みそ … 小さじ1
だしのもと（顆粒）… 少々

[作り方]

① キャベツはざく切りにする。ブロッコリーは小房に分ける。
② すべての材料を小鍋に入れて煮立て、器に盛る。
★耐熱容器に入れて電子レンジで3分加熱してもいい。

いわしのかば焼き缶詰とパプリカの丼風

[材料]

いわし（かば焼き缶詰）… 1缶（100g）
パプリカ（赤）… 50g
サラダ油 … 小さじ1/2
ごはん … 1杯（120g）

[作り方]

① パプリカは乱切りにする。
② フライパンにフライパン用アルミホイルを敷き、サラダ油を中火で熱し、パプリカを軽く焼く。
③ ②にいわしを煮汁ごと加え、いためながら煮汁をからめ、火を通す。ごはんとともに器に盛る。

497 kcal

たんぱく質 …… **19.4g**

夜

カルシウムの吸収率が高い、いわしの時短献立

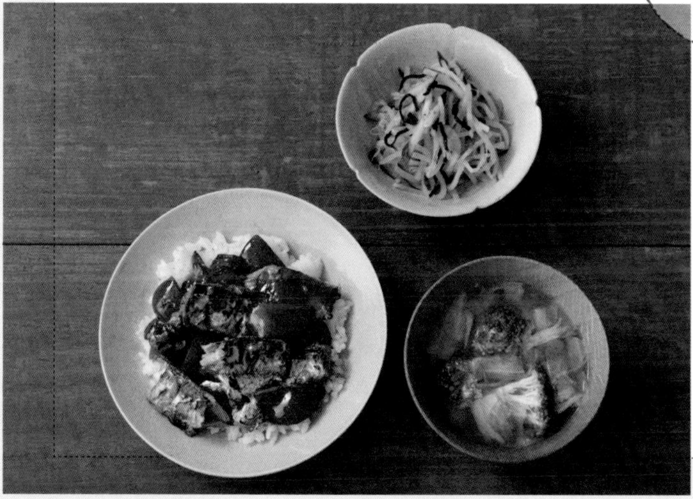

すき間時間に体を動かそう！

〔ちょこっとエクササイズ〕

ちょっとだけではカロリー消費にはならないのでは？　と思うかもしれませんが、チリも積もれば山となる！　すき間時間を使ってちょこちょこ体を動かしましょう。

ちょこっとエクササイズ ❶

血行改善！ その場ウオーキング

二の腕やももが床と平行になるように、しっかり上げながらその場でウオーキング。血行を改善し、体全体の脂肪を燃焼させます。肩こりや足のむくみを改善する効果も。体幹を意識して行いましょう。

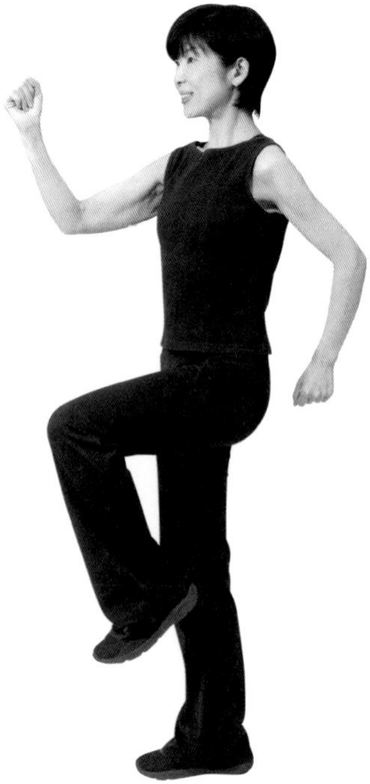

いつでもどこでもできるエクササイズ

少し体を動かしただけでは、確かにたくさんのカロリーを消費することはできません。でも、がっかりしないでください。ちょこちょこ体を動かすだけでも、ダイエット効果があるんです。体を動かすと血行がよくなり、基礎代謝が上がります。なかなかやせられないという方は、基礎代謝が低いことが多いので、すき間時間を使って体を動かし、基礎代謝を高めていきましょう。ちょこっとの積み重ねが、結果につながっていきます。

petit exercise

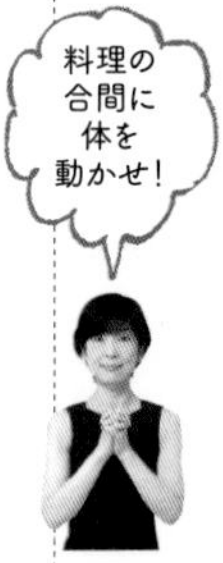

ちょこっとエクササイズ ❷

代謝アップ！ 姿勢改善ストレッチ

姿勢が悪いとやせにくいといわれます。それは、筋肉がかたまって動かなくなっているため、代謝を悪くしているから。筋肉を動かして姿勢を改善し、代謝を上げましょう。

1

床と平行に二の腕を上げ、ひじとひじをつけます。

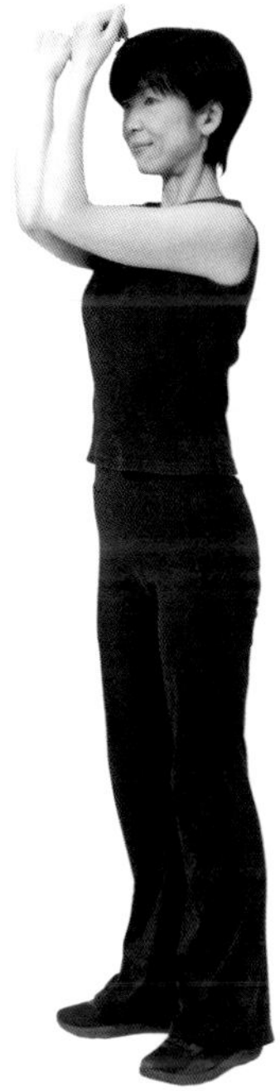

2

腕を後ろに引き、少し胸を張ります。
1と2を繰り返して行いましょう。

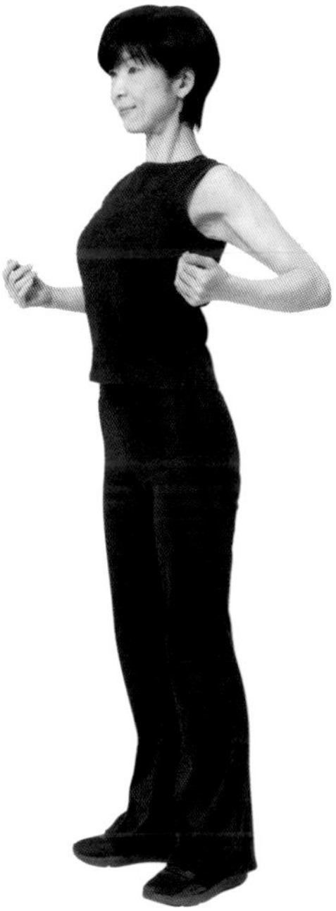

すき間時間で！

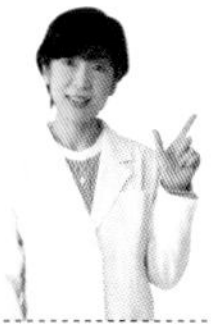

煮込んでいるときや電子レンジでの加熱時間など、料理の間にすき間時間を見つけて、体を動かしてみてください。テレビを見ながらでもOKです。

スムーズに進めるために

〔1週間献立 Q&A〕

ダイエットを頑張っているのに、我慢できずに揚げ物やお菓子を食べてしまうことも。そんなときはどうしたらいいのか、よく受ける質問に、まとめてお答えします。

Q どうしても甘いものが食べたくなったときは？

A 甘いもの、食べたくなりますよね。そんなときは、**果物がおすすめ**です。果物にはカリウムが多く含まれ、塩分を排出し、むくみをとる効果があります。ただし、果物には果糖が含まれますので、体を動かす日中にとりましょう。いちばんいいのは、献立の朝や昼の果物をおやつにまわすこと。1日のカロリーをキープできます。

Q 誘惑に負けて食べてしまったら、食事を減らしますか？

A 「食べてしまったら、次からの献立のカロリーを減らさないといけませんか？」とよく聞かれますが、むやみに食事を減らさないようにしてください。ごはんを含め、体に必要な栄養を考えた献立ですので、「次から頑張ろう」で大丈夫です。あまりきっちりとルールを決めると、かえって続かないことも。気楽に気長に進めましょう。

Q お腹がすいて何か食べたくなったときは？

A どうしても何かを食べたいときは、**ヨーグルト**を。ヨーグルトは、鉄分とカルシウムをプラスしたものを選ぶと、貧血や骨粗しょう症対策にもなります。また、献立の分量だとたりなくて、どうしてもお腹がすくようなら、野菜を増やしてみてください。いも類やかぼちゃ以外⇨ P.23なら、たくさん食べて大丈夫です。

Q 牛乳を飲めない場合は？

A 牛乳を飲むとお腹がグルグルしたり、下痢になったりする方がいます。その場合、豆乳にかえてください。調整豆乳だと、塩分や砂糖などが含まれているので、成分無調整のものを。豆乳の味はメーカーによって違います。苦手と感じた場合、さまざまなメーカーのものを試し、飲みやすいものを見つけましょう。

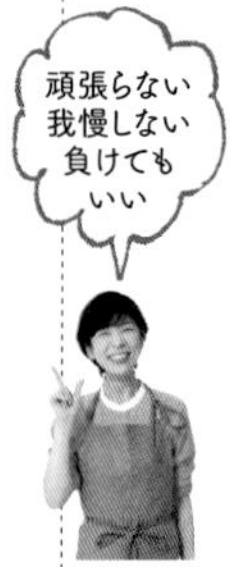

Part 02

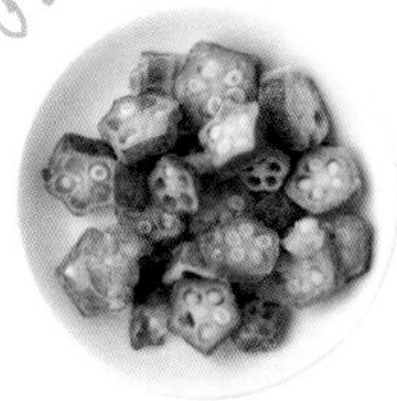

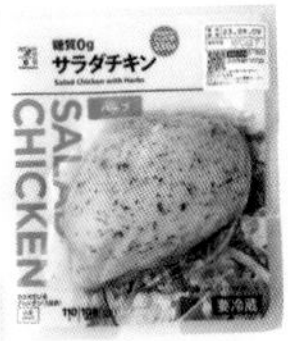

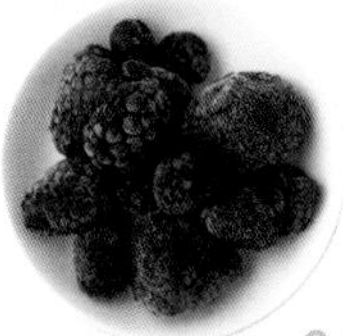

ダイエット継続のコツ

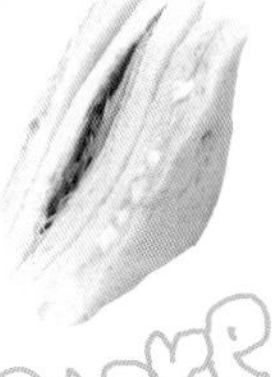

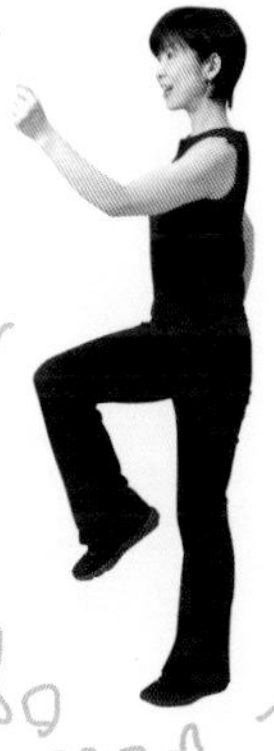

地道に継続していかなければ、ダイエットは成功しません。食べる量などがだんだんわかってくると思いますので、ここで紹介する主菜や副菜などを組み合わせ、頑張っていきましょう。また、ラクをして続けるコツも要チェックです。

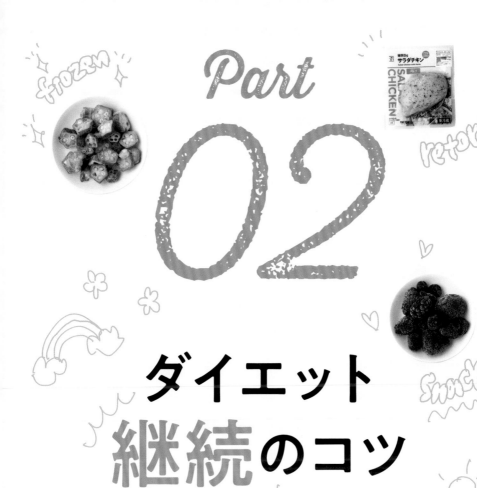

やせ栄養素を取り入れて

ダイエット献立を続けよう

野菜をたくさん食べて、肉、魚、卵などのたんぱく質を必ずとる、そんな食事をクセづけるのがダイエット成功のカギに。やせ栄養素を使った主菜や副菜を参考に、ダイエット献立を続けましょう。

1週間続けているとコツがつかめる

1週間の献立を食べてみて、いかがでしたか？「簡単にできる」「お腹いっぱいになった」と思った方が多いのではないでしょうか。

そして、1週間1日3食の献立で、何をどれくらい食べたらいいのかがわかってきたと思います。

ここで2週目からの献立に役立つダイエット後押し栄養素について、おさらいしておきましょう。

とるべき栄養素と献立のコツさえつかめば、あとは続けるだけ。ここでやめてはもったいない。ときにはカロリーオーバーになるほど食べてしまっても、続けていくことが何より大事です。

［やせ栄養素］

ダイエットの強い味方の栄養素と、その栄養素が含まれるおすすめの食材を紹介します。

食物繊維

きのこ、オクラなど野菜全般

お通じをよくするとともに、余計な油を体外に排出。空腹を予防することもできます。

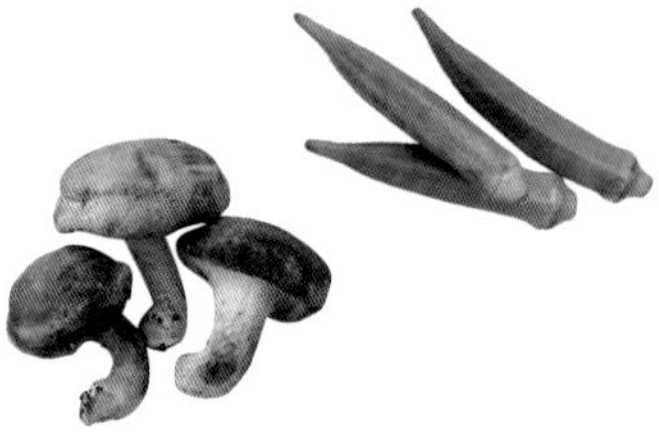

たんぱく質

卵、大豆、鶏肉、豚肉、牛肉、魚

筋肉をつくるのに不可欠な栄養素。たんぱく質で代謝を下げない体づくりを。朝は卵50g（1個）と大豆50g、昼は肉100g、夜は魚70～100gと覚えておきましょう。

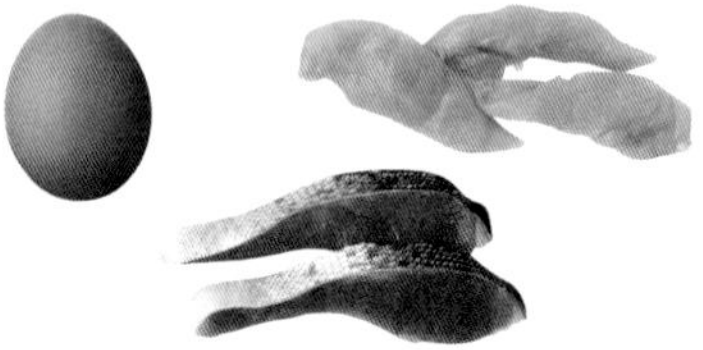

ビタミンB群

豚肉、鶏肉

エネルギーの代謝に不可欠な栄養素です。疲労回復や美肌効果も。

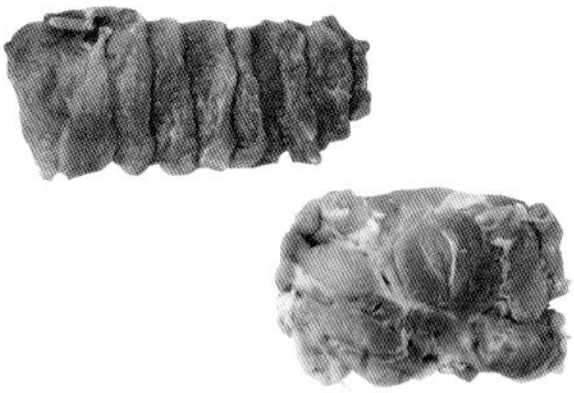

ビタミンA・C・E、ポリフェノール

パプリカ（赤）、小松菜、ブロッコリー、抹茶

美肌に不可欠な栄養素です。肌のたるみ防止にも。抗酸化作用があり、免疫力アップ。

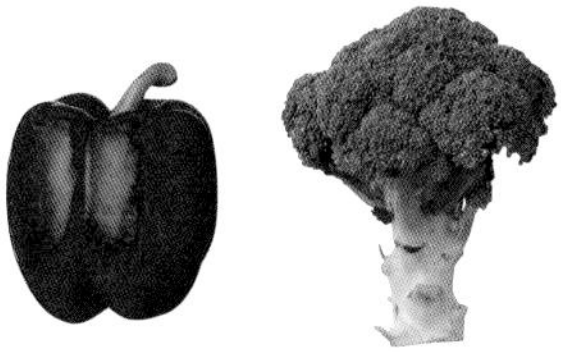

マグネシウム、亜鉛

ほうれんそう、小松菜、鶏ささ身、牛肉

むくみを解消。酵素の代謝に不可欠な栄養素です。便秘解消にも。

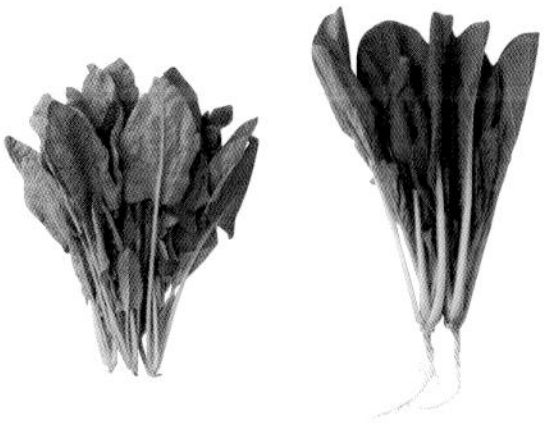

カルシウム

牛乳、魚の缶詰

骨粗しょう症予防に。ビタミンDは骨の強化ができるので、日光を浴びて皮膚でビタミンDを合成しましょう。

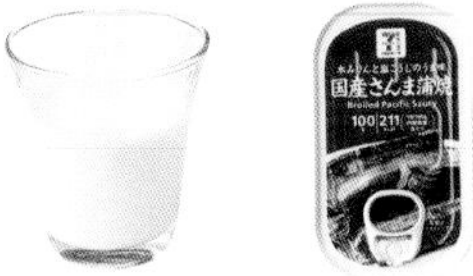

鉄分

ほうれんそう、小松菜

鉄分が不足して貧血になると、栄養の代謝が下がります。女性は特に注意が必要です。

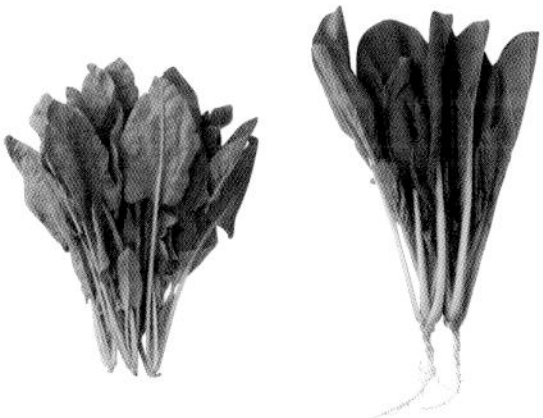

オメガ3系脂肪酸

さばやいわしなどの缶詰

血中コレステロールを下げ、動脈硬化などを予防。細胞膜を構成する材料になるため、美容効果も。

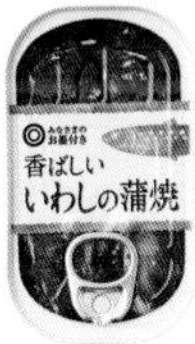

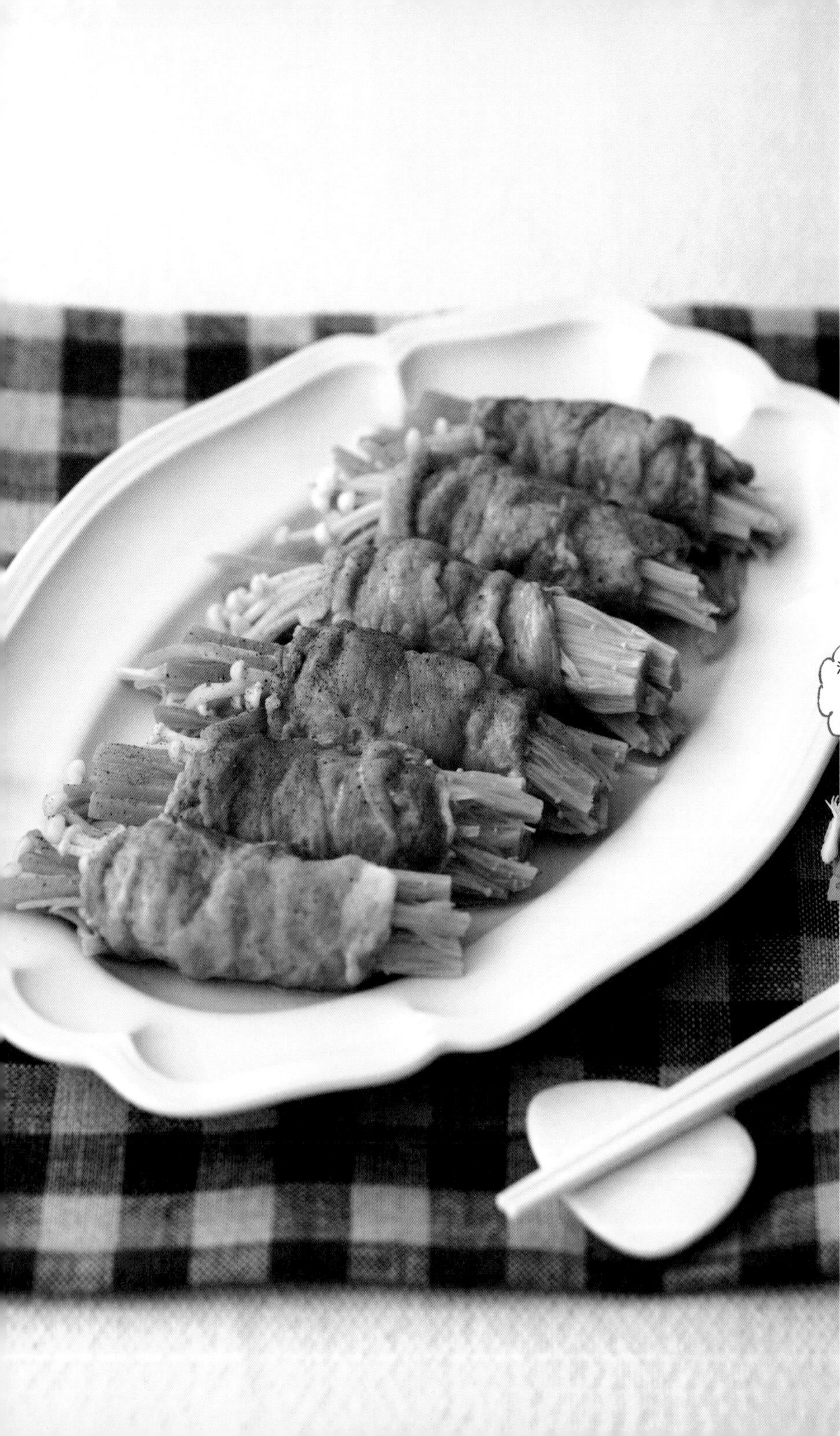

満足度の
高い
お肉の
メニュー

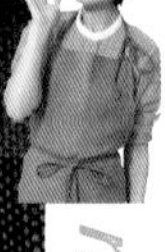

野菜の豚もも巻きレンジ蒸し

豚肉は、部位を選んで脂身を除けば
ダイエットの強い味方に。
代謝を上げるビタミンBがしっかりとれます

[材料]

えのきだけ … 1/2袋（50g）
にんじん … 50g
豚もも薄切り肉 … 100g
塩、こしょう … 各少々

[作り方]

① えのきだけは根元を切り落として長さを半分にし、ほぐす。にんじんはえのきだけの長さに合わせ、せん切りにする。
② 豚もも肉を1枚ずつ広げ、余分な脂を取り除き、①を巻く。
③ 耐熱容器に並べ、塩・こしょうをし、ふんわりラップをして電子レンジで4分加熱する。

151kcal

たんぱく質 …… **19.1g**

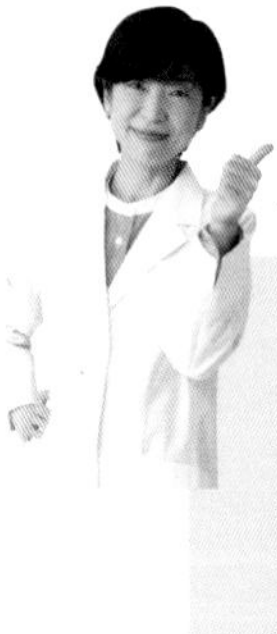

きれいにやせる! 栄養のお話 1

低カロリーで満腹感を得られるえのきだけは、ダイエットにぴったり。それだけではなく、疲労回復に役立つビタミンB_1の含有率がきのこの中でもトップクラス。

また、食物繊維が多く含まれていて便秘解消にもおすすめです。

ゆっくり消化されるため、お腹がすきにくいのもうれしいポイントです。

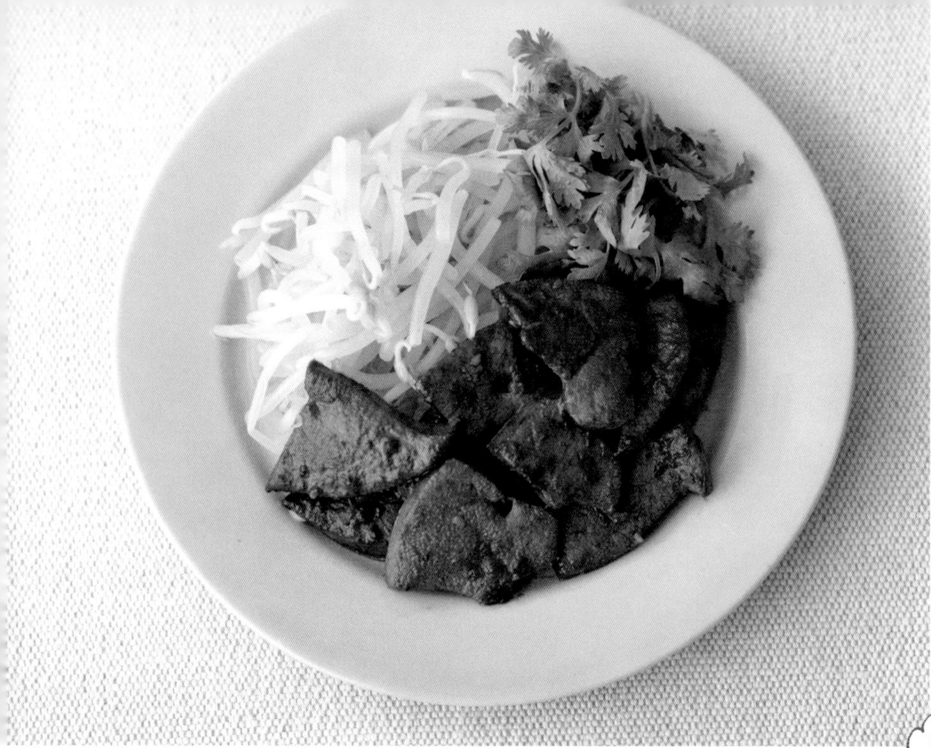

main dish meat

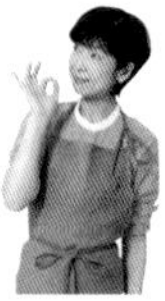

豚レバー甘辛煮ともやしのあえ物

鉄分が多く含まれる豚のレバーは、女性におすすめの食材です

［材料］

もやし … 100g
豚レバー … 100g
パクチー … 適量
焼き肉のたれ … 大さじ1

［作り方］

① もやしはさっとゆで、水けをきる。
② レバーは食べやすい大きさに切り、水にさらしてくさみをとる。ざるにあげてしっかり水けをきる。
③ 小鍋に焼き肉のたれを入れて火にかけ、ふつふつしてきたらレバーを加えてときどきまぜながら煮詰める。
④ 器に盛り、①とパクチーを添える。

160 kcal

たんぱく質 …… 19.3g

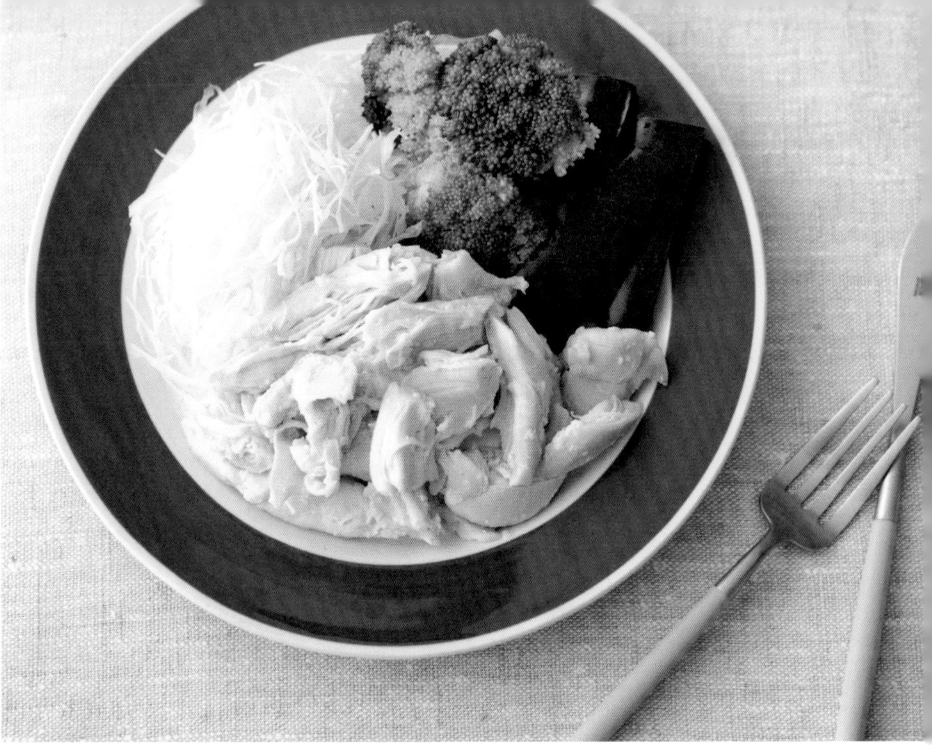

塩麹鶏とレンジ蒸し野菜

塩麹で肉がぱさつかず、しっとりします。
ささ身は低脂質で高たんぱく、低カロリーで優秀な食材

[材料]
ブロッコリー … 20g
キャベツ … 30g
パプリカ（赤）… 25g
ささ身 … 100g
Ⓐ 米麹 … 大さじ 1/2
　 塩 … 少々

[作り方]
① ブロッコリーは小房に分け、塩ゆで（分量外）する。キャベツはせん切りに、パプリカは7～8㎜幅に切る。
② ささ身はフォークで数カ所穴をあける。Ⓐをよくまぜ、肉にもみこむ。
③ 耐熱皿に重ならないように②を並べ、ふんわりラップをして電子レンジで2分加熱する。
④ あら熱が取れたら、食べやすい大きさに切る。手でさいてもいい。
⑤ 器に盛り、ブロッコリー、キャベツ、パプリカを添える。
★パプリカは電子レンジで30秒加熱してもいい。

142 kcal
たんぱく質 …… 21.3g

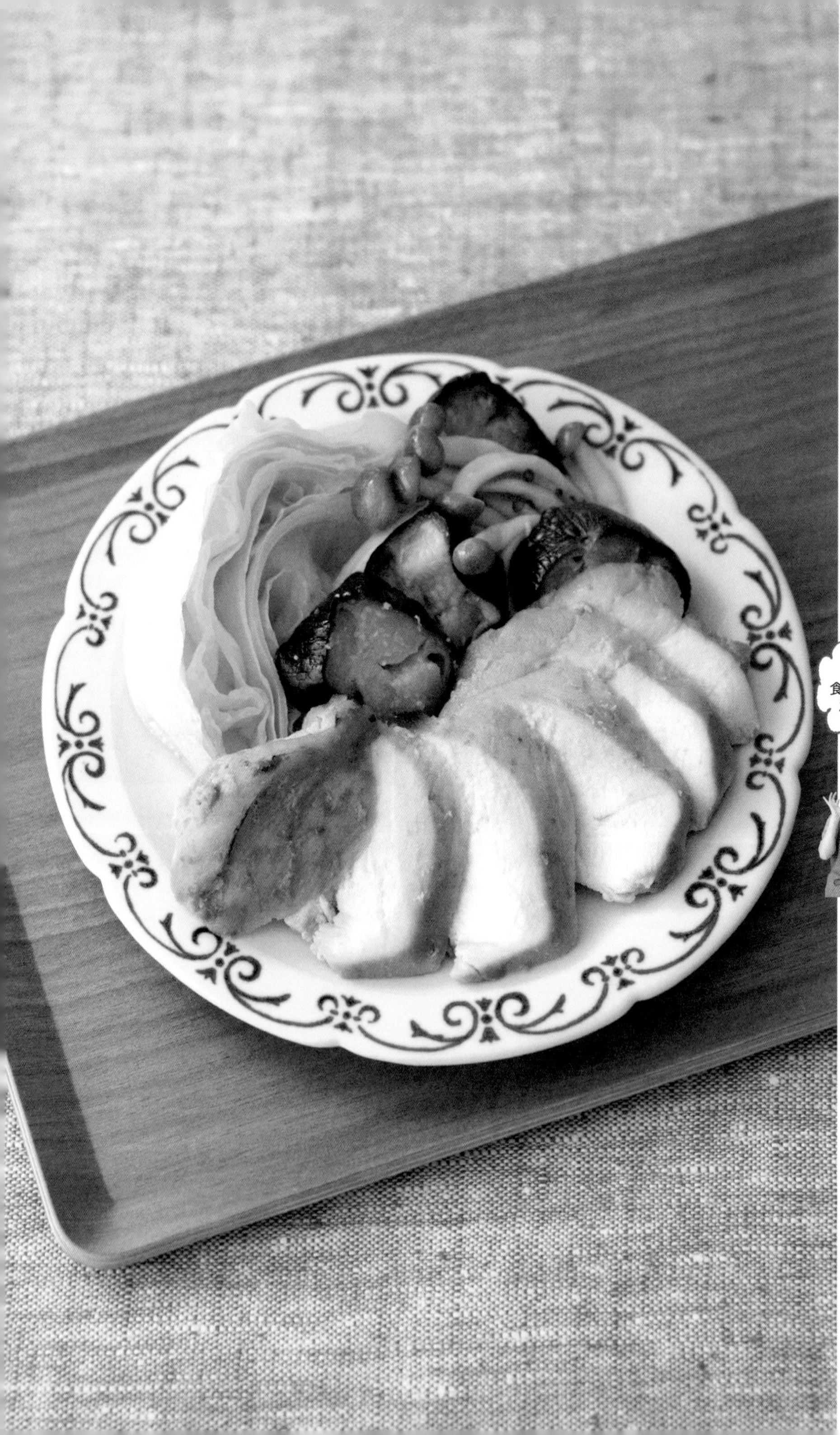

main dish

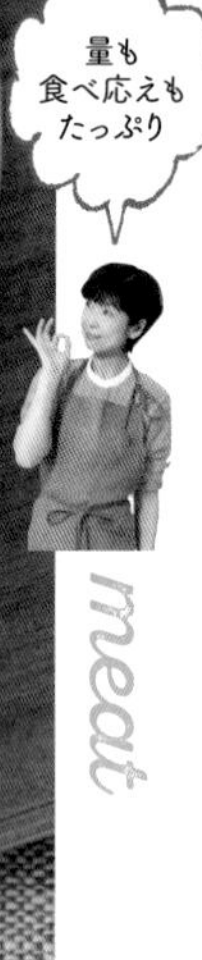

meat

鶏むね肉の みそ漬けレンジロースト

鶏むね肉はたんぱく質を多く含みます。代謝アップや疲労回復の効果も期待できます

［材料］

鶏むね肉（皮なし）… 100g
みそ … 小さじ1
ラカント … 小さじ1 ½
なす … 50g
しめじ … 30g
レタス … 適量

［作り方］

① 鶏むね肉は、1㎝厚さに切る。みそとラカントをもみこむ。
② なすは1.5㎝厚さの輪切りにする。しめじは石づきをとってほぐす。
③ ①と②を耐熱容器に入れてふんわりラップをし、電子レンジで3分加熱する。
④ トースターに移し、肉に焼き色がつくまで焼く。
⑤ 器に盛り、レタスを添える。

135kcal

たんぱく質 …… 20.8g

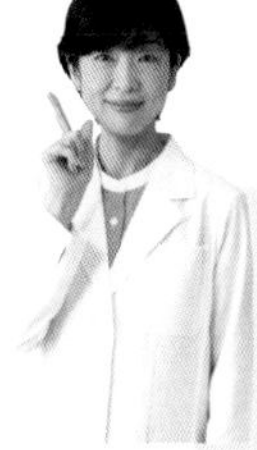

きれいにやせる！ 栄養のお話 2

鶏肉は、良質のたんぱく質が多く含まれていますが、ほかにも注目すべき栄養成分がたっぷり。まずはエネルギー代謝にかかわるビタミンB群が多く含まれていること。その中でもビタミンB_6は、肌や髪などを健康に保つ、美容のために欠かせない成分です。カリウムも豊富に含まれていて、むくみ予防にも効果的です。

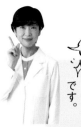

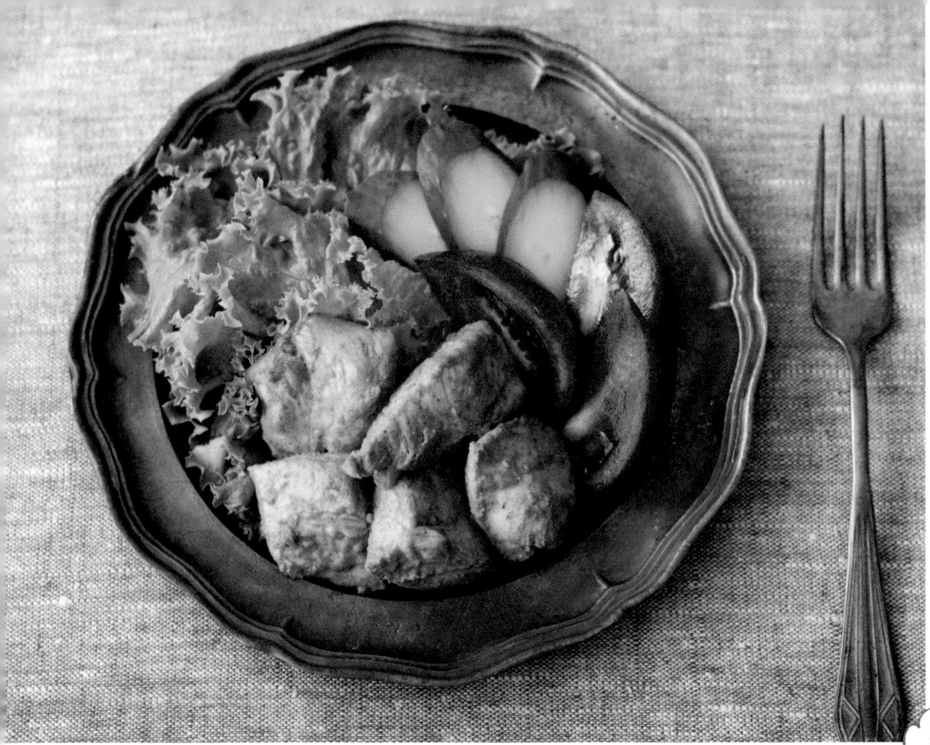

main dish meat

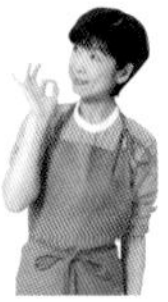

鶏むね肉のタンドリーチキン

鶏むね肉は、体をつくる
良質なたんぱく質が豊富。
ヨーグルトにつけるから、
しっとりやわらか

[材料]

鶏むね肉（皮なし）… 100g

Ⓐ ヨーグルト（無脂肪・無糖）… 小さじ1
　 トマトケチャップ … 小さじ1
　 カレー粉、塩 … 各少々

トマト … 1/4 個

きゅうり … 20g

リーフレタス … 20g

[作り方]

① 鶏むね肉は食べやすい大きさに切る。Ⓐを合わせ、肉によくもみこみ、10分ほどつけこむ（可能ならば一晩つけるとさらにおいしい）。

② 耐熱容器に入れてふんわりラップをし、電子レンジで1分加熱する。

③ トースターに移し、焼き色がつくまで焼く。

④ 器に盛り、薄切りにしたきゅうり、くし形切りのトマト、レタスを添える。

132 kcal

たんぱく質 …… 20.1g

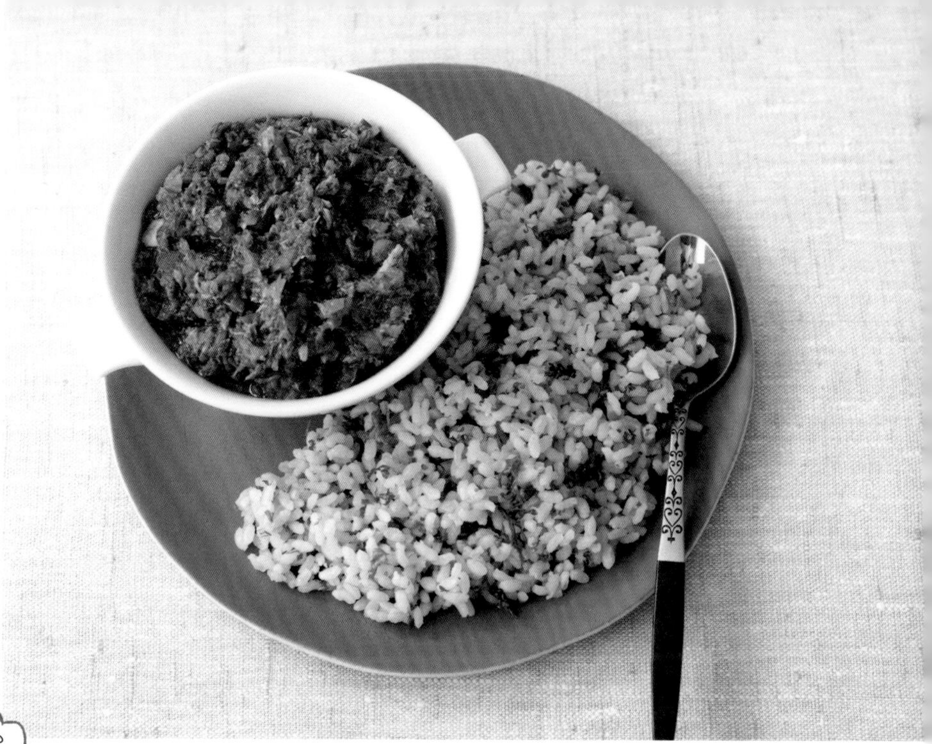

見た目もおいしい盛りつけを！

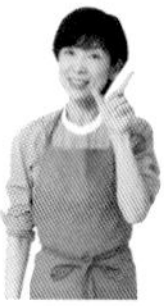

さばのドライカレー

さばはEPAやDHAを豊富に含む、栄養満点な食材で美肌効果も狙えます

[材料]
にんじん … 1/3 本（50g）
玉ねぎ … 1/2 個
さば（水煮缶詰）… 1/2 缶（90g）
トマト（ホール缶詰）… 100g
Ⓐ にんにく（みじん切り）… 小さじ1
　しょうが（すりおろし）… 小さじ1
　カレー粉 … 少々
　コンソメスープのもと（顆粒）… 小さじ 1/2
パセリ（みじん切り）… 適量
玄米ごはん … 120g

[作り方]
① にんじんはすりおろす。玉ねぎはみじん切りにする。
② ①を耐熱容器に入れて水大さじ2（材料外）を加え、ふんわりラップをし、電子レンジで3分加熱する。
③ フライパンにさばを汁ごと入れて火にかけ、ふつふつしてきたらⒶを加え、全体をさっとまぜる。
④ ②とトマトを③に加え、全体がなじむまでいためながら煮詰める。
⑤ 器に盛り、パセリをまぜたごはんを添える。

422 kcal
たんぱく質 …… 20.9g

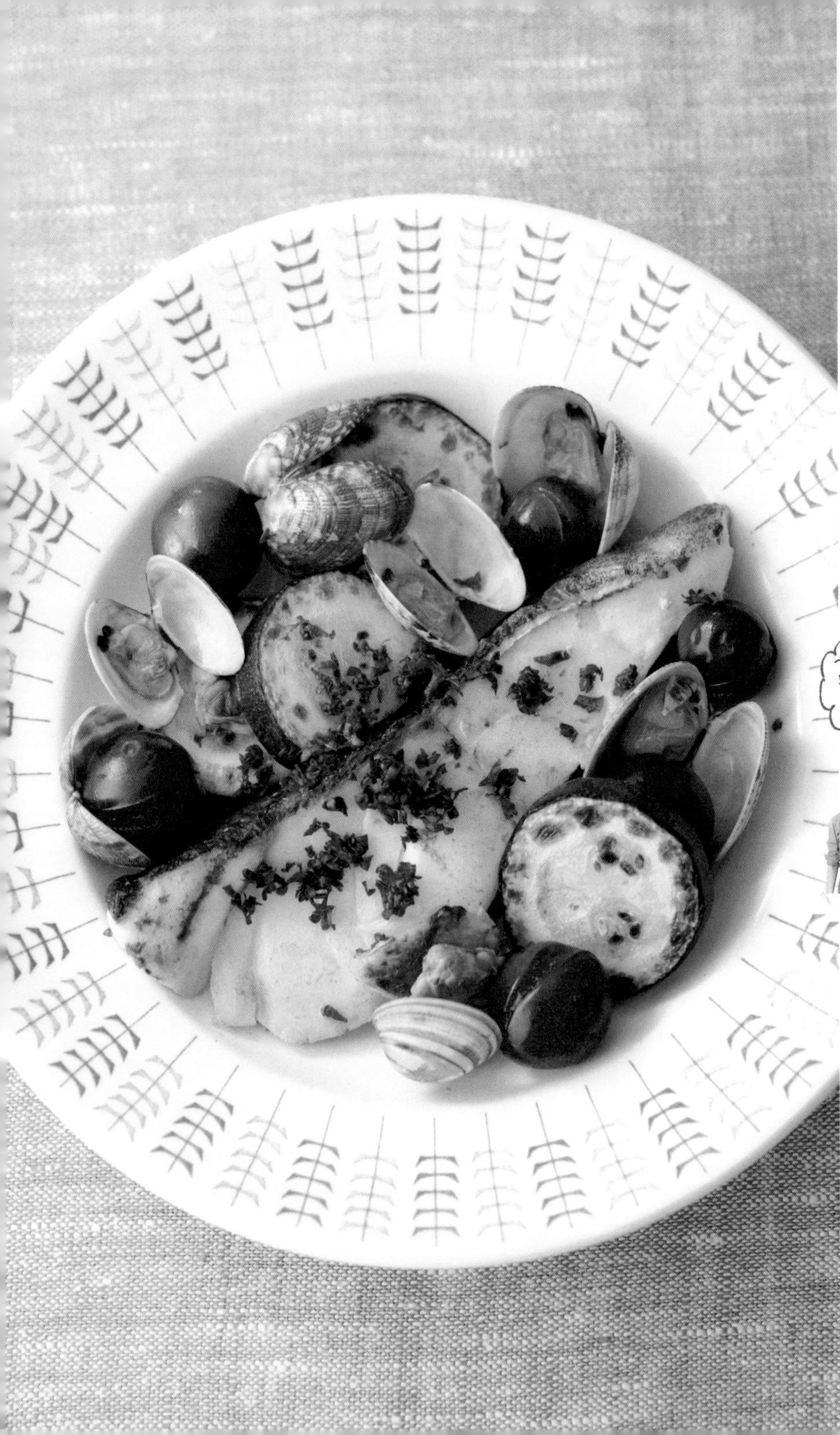

main dish fish

ヘルシーで
栄養満点
お魚
メニュー

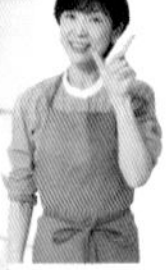

たらのアクアパッツァ

低カロリーで高たんぱくなたらは、ダイエットにぴったり。あさりには、コレステロールを下げるタウリンも！

［材料］

たら … 1切れ（80g）
ズッキーニ … 1/3 本（50g）
オリーブ油 … 小さじ1
にんにく（すりおろし）… 小さじ1
あさり … 7〜8個
ミニトマト … 6個
白ワイン … 大さじ1
塩、こしょう … 各少々
パセリ（みじん切り）… 適量

［作り方］

① たらは水分が出ていたらふき取る。ズッキーニは1㎝厚さに切る。
② フライパンにフライパン用アルミホイルを敷く。オリーブ油とにんにくを入れて中火にかけ、①を焼く。たらに焼き目がついたら返して裏も焼く。
③ あさり、トマト、白ワイン、水大さじ2（材料外）を加え、ふたをしてあさりの口が開くまで蒸し焼きにする。
④ 塩、こしょうで味をととのえ、器に盛り、パセリを振る。

136 kcal

たんぱく質 …… **13.3g**

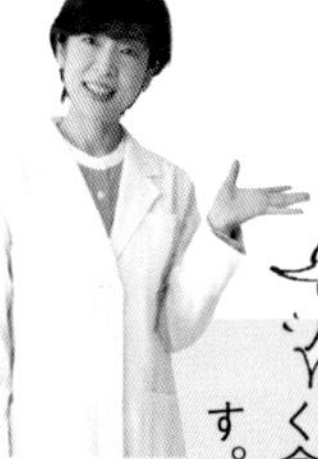

きれいにやせる！ 栄養のお話 3

あっさりした味のたらは、ほかの魚にくらべて栄養がないように思われるかもしれませんが、そんなことはありません。たんぱく質はもちろん、不足すると貧血になるビタミンB_{12}や、カルシウムの吸収を助けるビタミンDも含まれています。また、基礎代謝を高める働きをするヨウ素や、水分代謝を促すカリウムも多く含まれている優秀食材です。

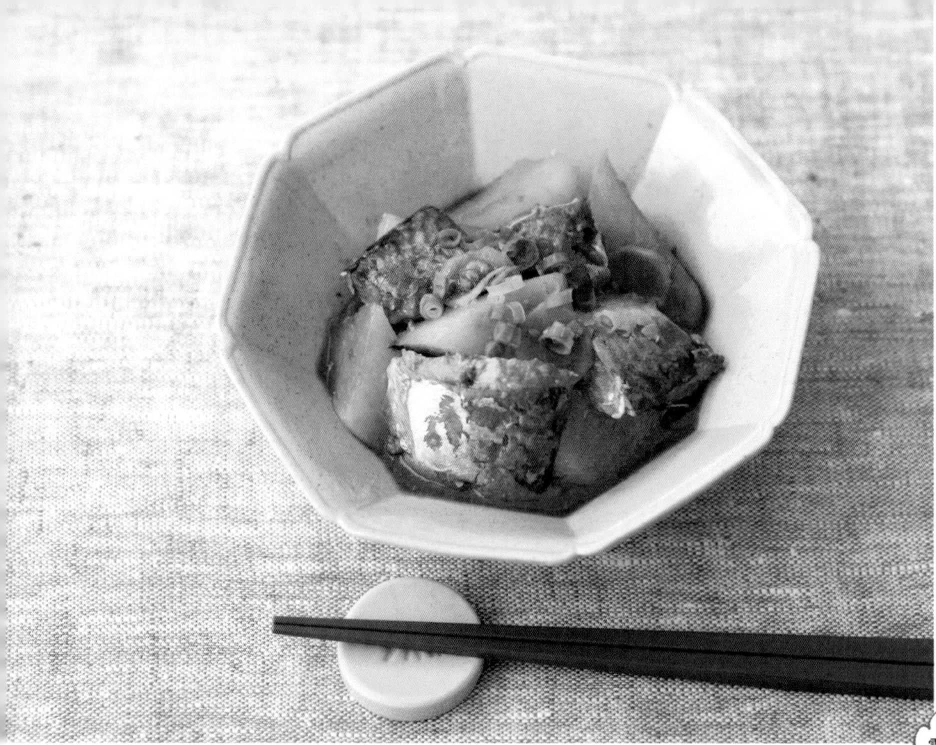

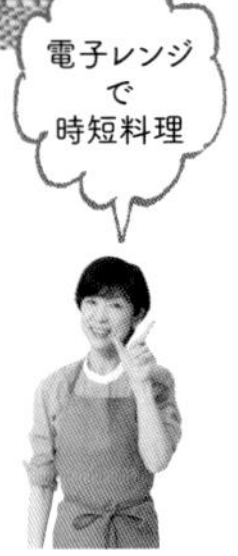

さばみそと大根の煮物

栄養豊富な
さばのみそ煮缶詰を使った、時短料理。
焼き肉のたれで味に深みを出します

[材料]

大根 … 100g

Ⓐ さば（みそ煮缶詰）… 1/2 缶（90g）
　しょうが（薄切り）… 2〜3枚
　焼き肉のたれ … 大さじ 1/2

万能ねぎ（小口切り）… 適量

[作り方]

① 大根は小さめの乱切りにする。耐熱容器に入れて水をくぐらせてから電子レンジで2分30秒加熱する。

② 小鍋に①とⒶ、水大さじ2（材料外）を加えて火にかけ、3分ほど煮詰める。

③ 器に盛り、ねぎを散らす。

222 kcal

たんぱく質 …… 12.9g

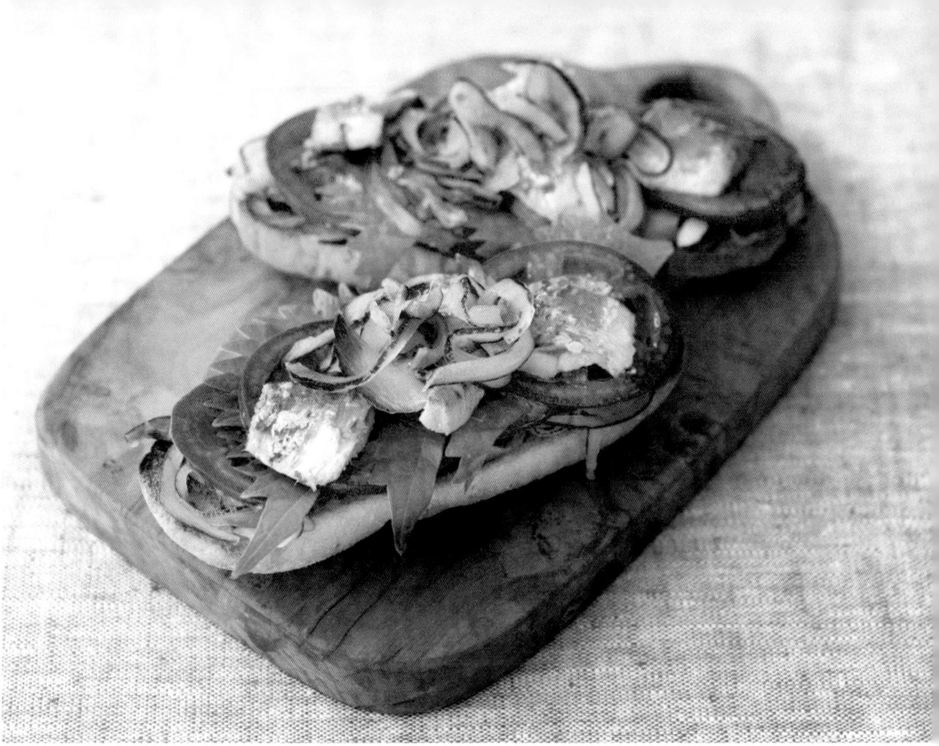

いわしのオープンサンド

血液をサラサラにしたり、中性脂肪を下げたりする効果のあるいわしで健康的にダイエット!

［材料］
トマト … 1/2 個
赤玉ねぎ … 20g
青じそ … 2枚
ソフトフランスパン … 1個
いわし（水煮缶詰）… 90g

［作り方］
① トマトは薄切りにする。赤玉ねぎは薄切りにして塩少々（材料外）でもんでおく。青じそは縦半分に切っておく。
② パンは縦半分に切り、トースターでカリッと焼く。
③ ②に赤玉ねぎをのせ、その上にトマトと青じそを交互に並べ、いわしと赤玉ねぎをのせる。

327kcal

たんぱく質 …… 20.6g

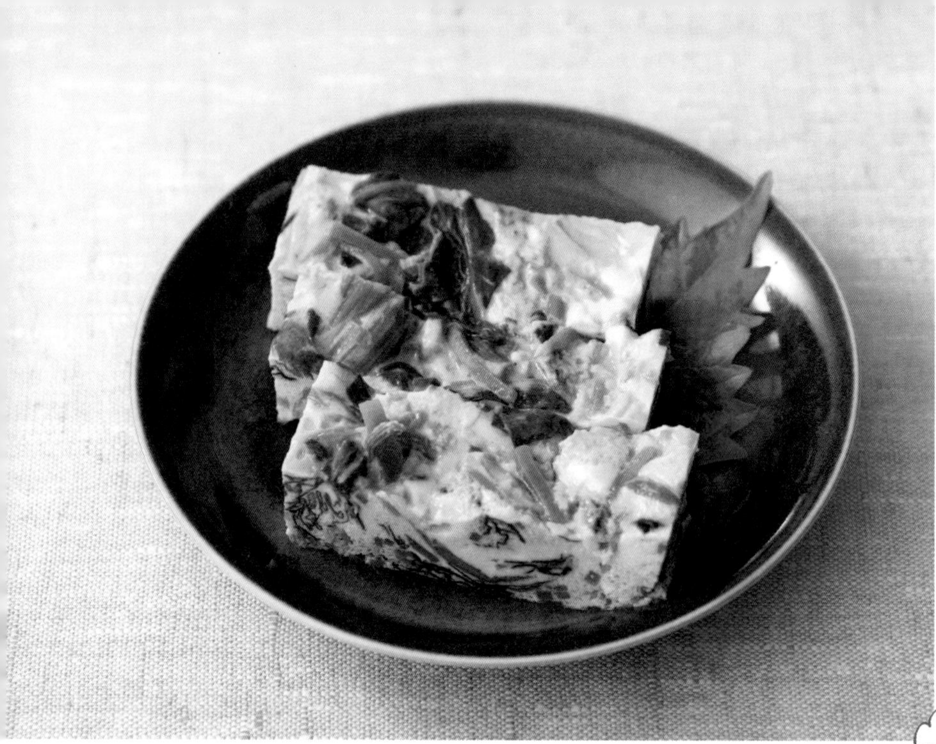

main dish egg

だし巻き風レンジ卵

電子レンジで
あっという間にできる!
卵を2個使うから、
食べごたえがあります

角型の
容器を使うと
四角く
作れます

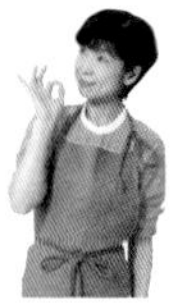

[材料]

にんじん … 20g
ほうれんそう（冷凍）… 30g
白だし … 大さじ 1/2
水 … 40㎖
卵 … 2個
青じそ … 1枚

[作り方]

① にんじんはせん切りにする。ほうれんそうは水にさらしてから、ぎゅっと水けをしぼる。
② 耐熱容器に①を入れて1分加熱する。
③ 白だしと水を加え、少し冷ましてから卵を加えてときほぐし、電子レンジで40秒加熱する。
④ 耐熱容器を取り出して、ムラがなくなるようによくまぜる。さらに30秒加熱し、余熱で火を通す。
★まだ固まっていないようだったら、10秒ずつ加熱して様子を見る。

159 kcal

たんぱく質 …… 12.4g

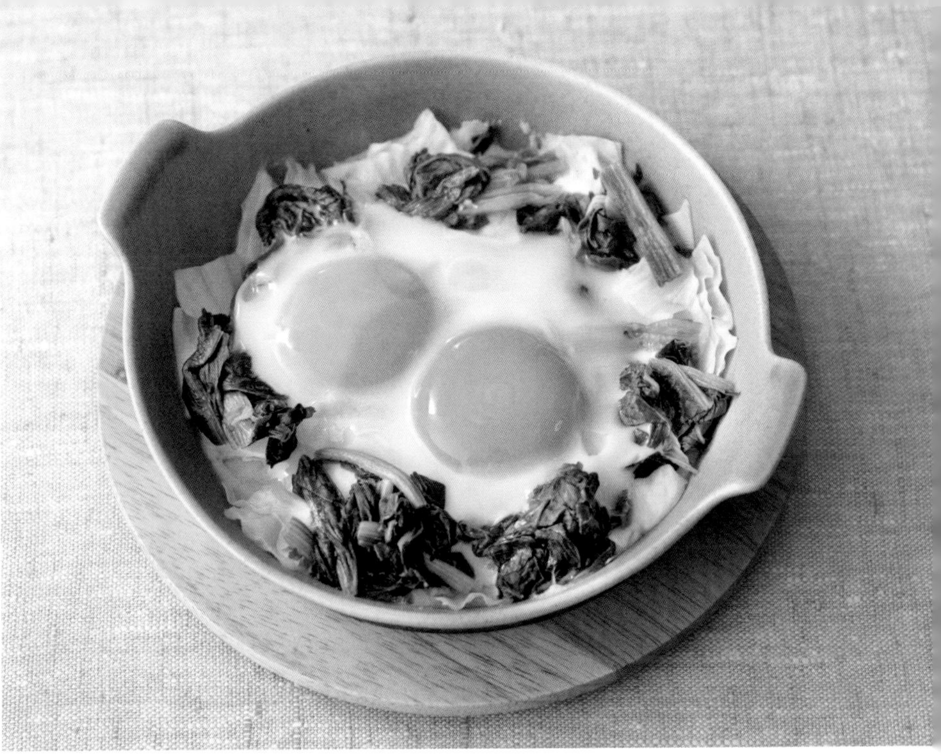

レンジで巣ごもり卵

たんぱく質のほか、
美肌効果のある卵と
たっぷりの野菜で、
アンチエイジング

[材料]
キャベツ … 50g
ほうれんそう（冷凍）… 50g
コンソメスープのもと（顆粒）
… 小さじ 1/3
卵 … 2個

[作り方]
① キャベツはざく切りにする。ほうれんそうは水にさらしてから水けをしぼる。
② 耐熱容器に①を入れ、スープのもとを振り入れる。ふんわりラップをし、電子レンジで1分30秒加熱する。
③ とり出して2カ所を少しくぼませ、それぞれに卵を割り入れ、竹串で卵黄に穴をあける。
④ ふんわりラップをしてから電子レンジで1分加熱し、耐熱容器の奥と手前を入れ替えてさらに20秒加熱する。余熱で火を通す。

166 kcal

たんぱく質 …… 12.9g

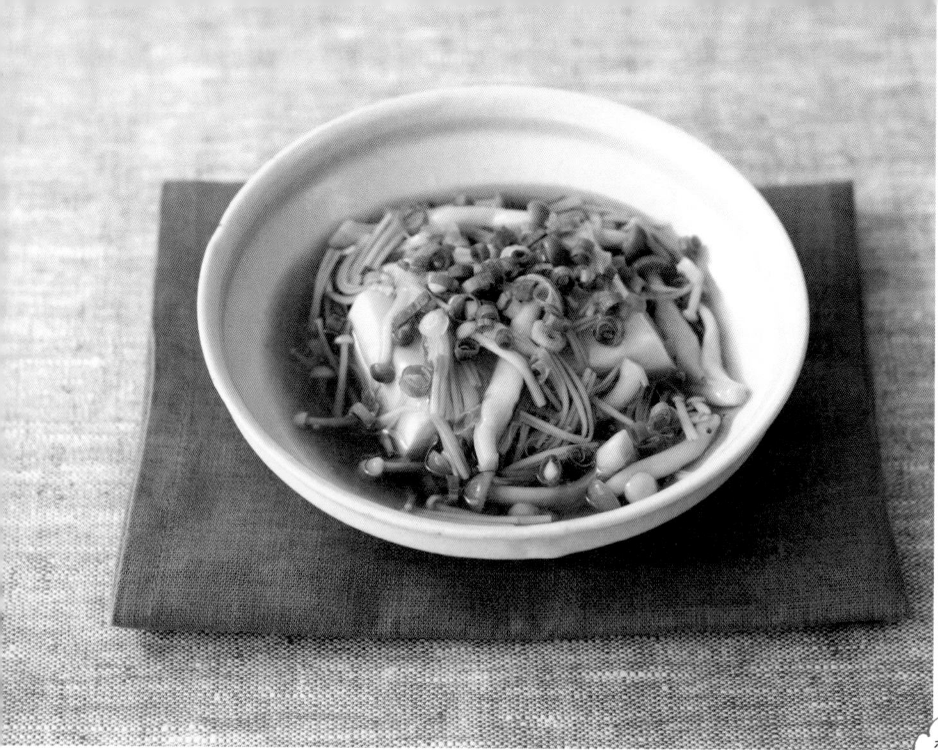

main dish tofu

ボリューム感ならお豆腐メニュー

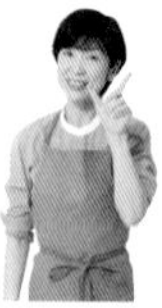

豆腐のきのこあんかけ

きのこに含まれるビタミンDは、カルシウムの吸収を高めます。カルシウム豊富な豆腐との相性は◎

［材料］

しめじ … 25g
えのきだけ … 25g
めんつゆ（3倍希釈用）… 大さじ2/3
水 … 60mℓ
絹ごし豆腐 … 100g
かたくり粉 … 小さじ1（水大さじ1で溶く）
万能ねぎ（小口切り）… 適量

［作り方］

① しめじは石づきをとり、ほぐす。えのきだけは根元を切り落とし、長さを3等分にしてほぐす。
② 小鍋に①とめんつゆ、水を入れてふたをし、中火にかける。沸騰して1分ほどしたら豆腐を加えてさらに2分ほど煮る。
③ かたくり粉でとろみをつける。器に盛り、ねぎを散らす。

92 kcal

たんぱく質 …… **6.6g**

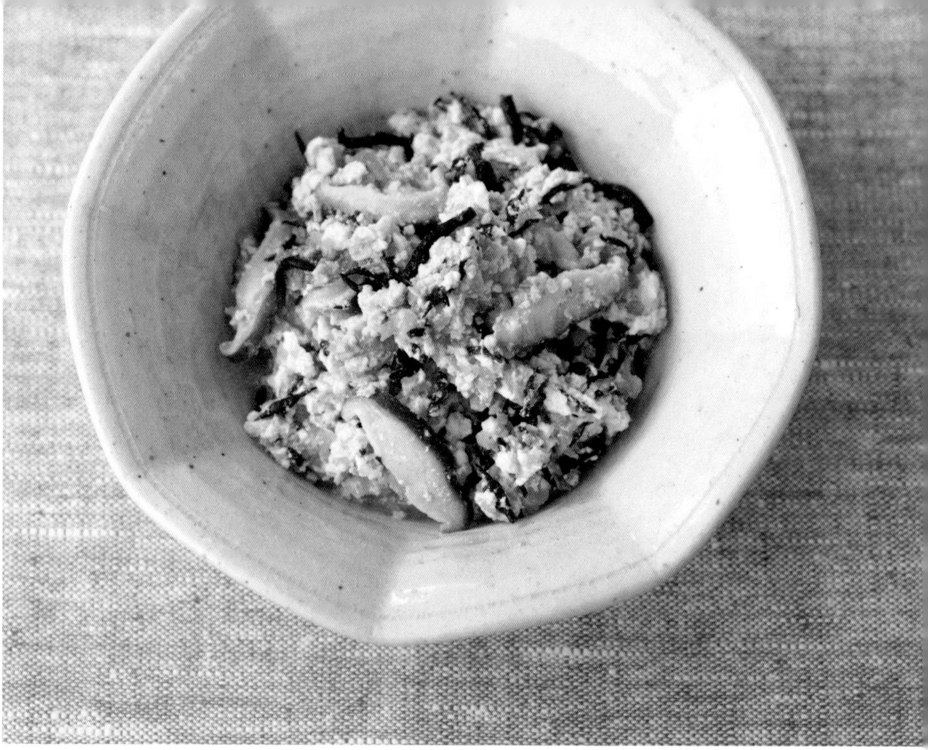

いり豆腐

たんぱく質たっぷりの
ヘルシーおかずで、
骨を丈夫にし、
お肌もつやつやに

[材料]
にんじん … 25g
しいたけ … 2個
芽ひじき（乾燥）… 小さじ1
ごま油 … 小さじ 1/2
めんつゆ（3倍希釈用）… 大さじ 1/2
木綿豆腐 … 75g
溶き卵 … 1/2 個分

[作り方]
① にんじんはみじん切りにする。しいたけは石づきをとり、薄切りにする。ひじきは水でもどしてざるにあげ、流水で洗ってから水けをきる。
② 小鍋にごま油、めんつゆ、①を入れて中火にかけ、1分ほどいる。
③ 豆腐を加え、くずしながらしっかりと水けがとぶまでいためる。
④ 卵を回し入れ、まぜながらいためる。卵に火が通ってぽろぽろになったら器に盛る。

145 kcal

たんぱく質 …… 9.5g

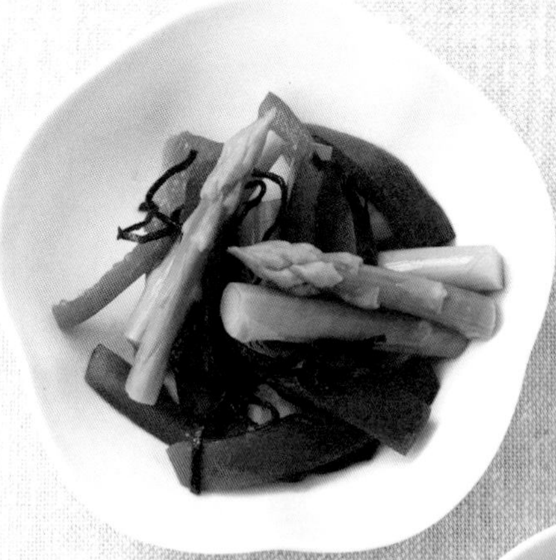

パプリカとアスパラの
塩昆布あえ

23kcal

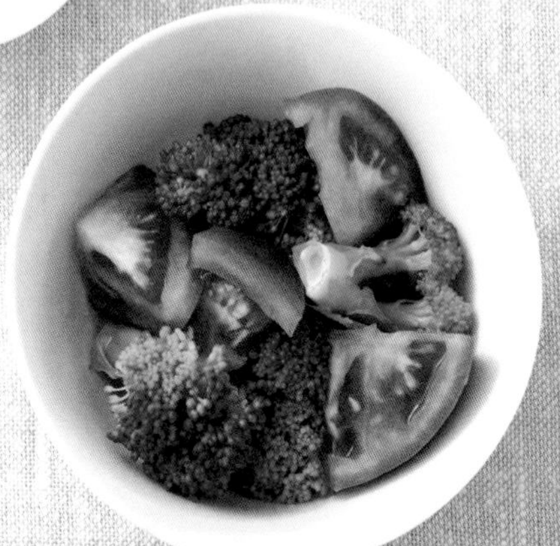

トマトとブロッコリーの
青じそドレッシングあえ

25kcal

side dish

お肌
つるつる
お野菜
メニュー

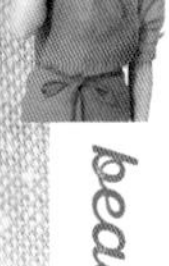

beautiful skin

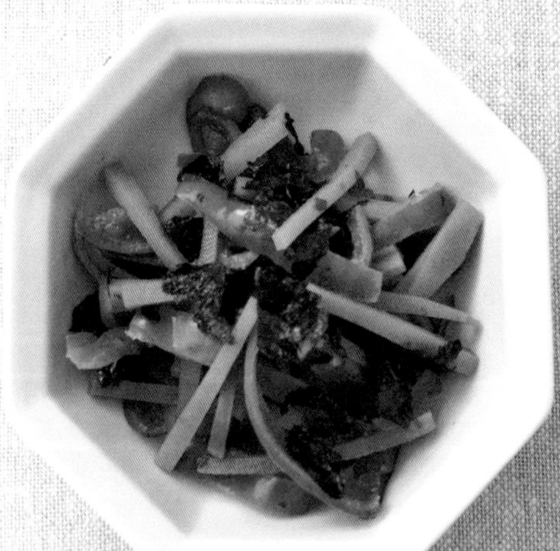

ピーマンとにんじんの
韓国のりあえ

25kcal

〔美肌副菜〕

ダイエットで、肌がカサカサになったり
くすんでしまったりしないように、
美肌に効く野菜を使った
副菜をしっかりとりましょう

パプリカとアスパラの塩昆布あえ

［材料］

パプリカ（赤）… 30g
グリーンアスパラガス … 2本
塩昆布 … 小さじ1

［作り方］

① パプリカは1cm幅に切る。アスパラガスはかたい皮の部分をピーラーでむき、4cm長さに切る。
② 耐熱容器に①を入れ、電子レンジで1分30秒加熱して塩昆布であえる。

トマトとブロッコリーの青じそドレッシングあえ

［材料］

トマト … 40g
ブロッコリー … 30g
青じそドレッシング（ノンオイルタイプ）
… 大さじ 1/2

［作り方］

① トマトは食べやすい大きさに切る。ブロッコリーは小房に分け、水にくぐらせて電子レンジで45秒加熱する。
② ともにドレッシングであえ、器に盛る。

ピーマンとにんじんの韓国のりあえ

［材料］

ピーマン … 1個
にんじん … 40g
韓国のり（8切）… 2枚

［作り方］

① ピーマンは1cm幅の細切り、にんじんはせん切りにする。
② 耐熱容器に①を入れ、電子レンジで1分30秒加熱する。細かくした韓国のりであえる。

水菜のたっぷり
おかかサラダ

31 kcal

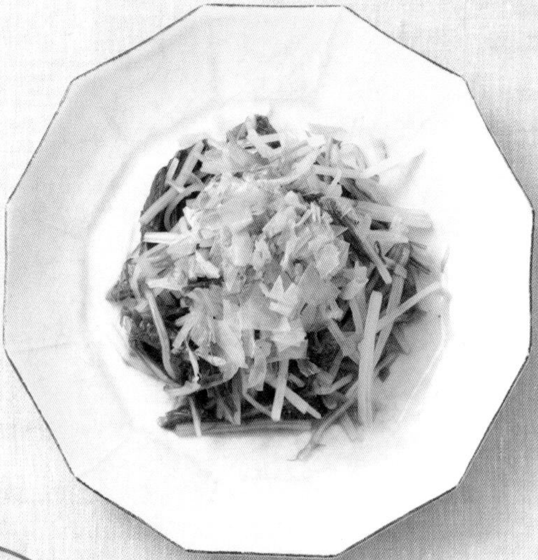

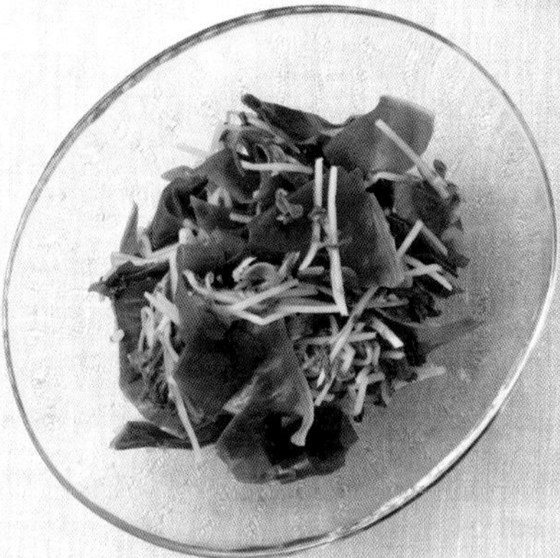

豆苗とわかめの酢の物

22 kcal

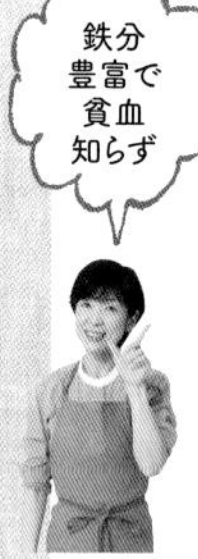

小松菜としめじの
からしじょうゆあえ

18 kcal

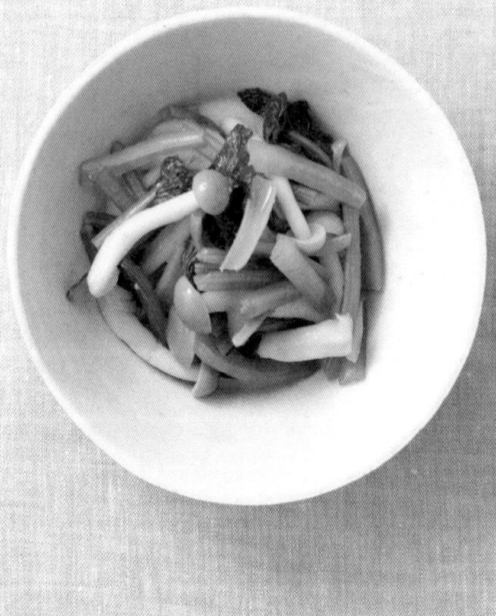

〔貧血対策副菜〕

女性は月経があるため、
どうしても貧血になりがち。
鉄分の多い食材で、
貧血にならないようにすることも大事です

水菜のたっぷりおかかサラダ

[材料]

水菜 … 70g
青じそドレッシング（ノンオイルタイプ）
… 小さじ2
削り節 … 1パック（2g）

[作り方]

① 水菜は食べやすい長さに切る。耐熱容器に入れ、電子レンジで1分加熱する。
② 器に盛り、ドレッシングをかけ、削り節を散らす。

豆苗とわかめの酢の物

[材料]

わかめ（乾燥）… 小さじ1
豆苗 … 50g
Ⓐ しょうゆ … 小さじ 1/2
酢 … 小さじ1
ラカント … 小さじ1

[作り方]

① わかめはたっぷりの水でもどし、水けをきり食べやすい大きさに切る。
② 豆苗は根を切り落とし、4㎝長さに切る。耐熱容器に入れ、電子レンジで45秒加熱する。
③ Ⓐをまぜ、わかめと豆苗をあえる。

小松菜としめじのからしじょうゆあえ

[材料]

小松菜 … 50g
しめじ … 20g
Ⓐ しょうゆ … 小さじ 2/3
ねりがらし … 少々

[作り方]

① 小松菜は4㎝長さに切る。しめじは石づきをとり、ほぐす。
② 耐熱容器に入れ、電子レンジで1分30秒加熱する。まぜたⒶであえる。

しらたきとにんじんの
ピリ辛いり

21 kcal

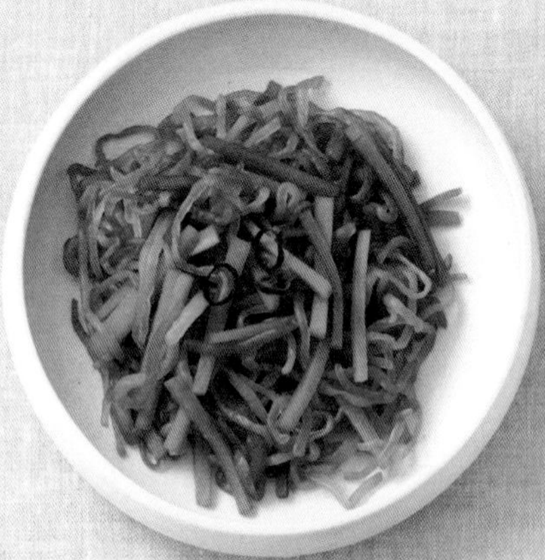

オクラの梅しょうゆあえ

20 kcal

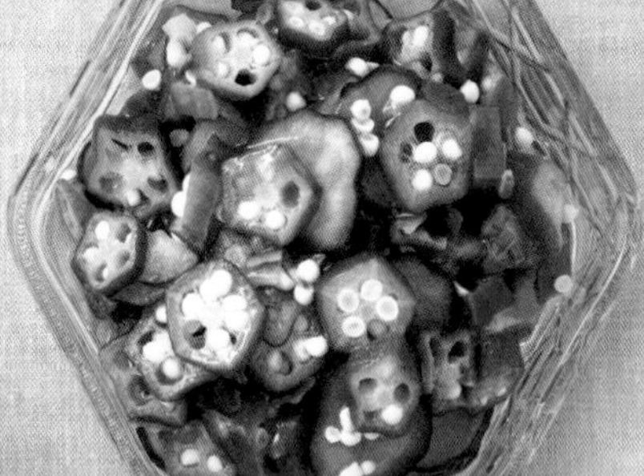

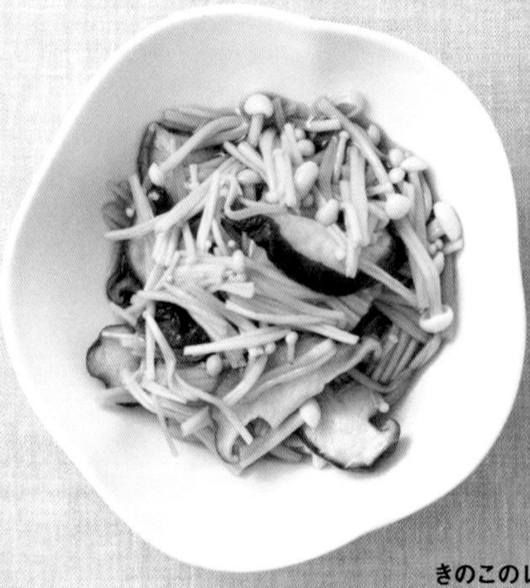

きのこのレンジ蒸し
しょうゆあえ

24 kcal

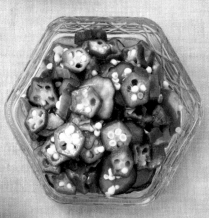

〔腸活副菜〕

便秘はダイエットの妨げになります。
食物繊維の多い食品をとり、
快適なお通じを！

しらたきとにんじんのピリ辛いり

[材料]

しらたき … 50g
にんじん … 20g
Ⓐ しょうゆ … 小さじ 1/2
　赤とうがらし（小口切り）… 少々
　削り節… 1パック（2g）
　ラカント … 小さじ 1/2

[作り方]

① しらたきは食べやすい長さに切る。ゆがいてアクを抜き、水けをきる。にんじんはせん切りにする。
② 小鍋に①を入れていためる。Ⓐを加えていりからめる。

オクラの梅しょうゆあえ

[材料]

きざみオクラ（冷凍）… 40g
きゅうり … 30g
Ⓐ しょうゆ … 小さじ 1/2
　梅びしお … 少々

[作り方]

① オクラは電子レンジで解凍する。きゅうりは小口切りにし、軽く塩もみ（材料外）して、さっと水洗いしてからぎゅっとしぼる。
② ①をⒶであえる。

きのこのレンジ蒸ししょうゆあえ

[材料]

えのきだけ … 40g
生しいたけ … 2個
しょうゆ … 小さじ 2/3

[作り方]

① えのきだけは根元を切り落とし、食べやすい長さに切る。しいたけは薄切りにする。
② 耐熱容器に①を入れ、電子レンジで1分30秒加熱してしょうゆであえる。

春菊のごまあえ

23 kcal

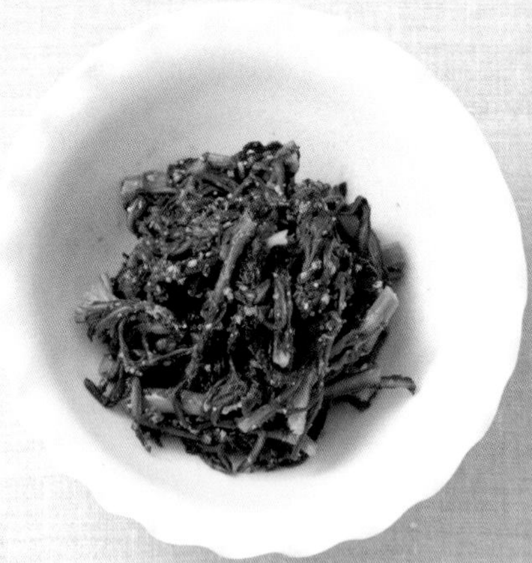

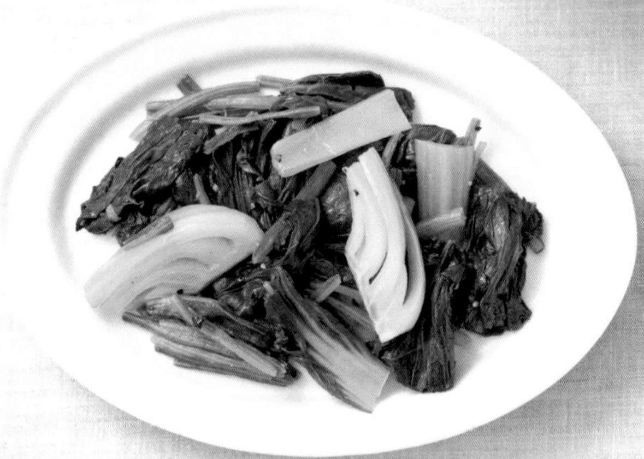

ほうれんそうと
チンゲンサイいため

24 kcal

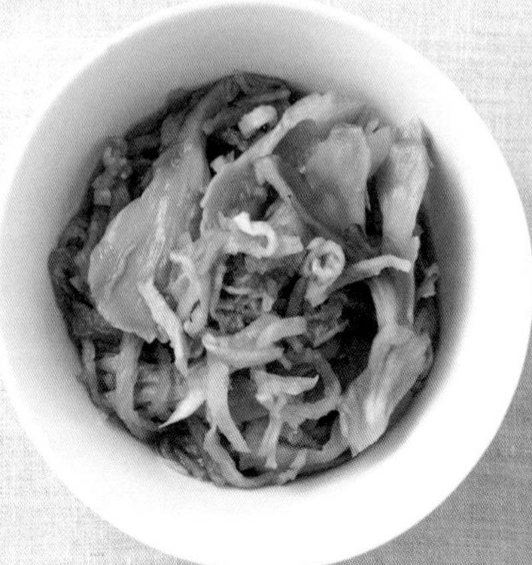

切り干し大根と
まいたけのレンジ煮びたし

39 kcal

side dish

骨を
強くすると
老け
知らず

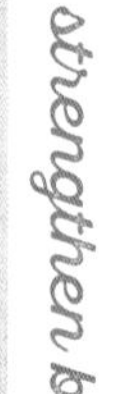

strengthen bones

〔骨を強くする副菜〕

カルシウムが不足すると骨が弱くなるため、カルシウム補給も重要。将来、骨粗しょう症にならないためにも、カルシウムの多い食材をしっかりとりましょう

春菊のごまあえ

[材料]

春菊 … 70g

Ⓐ しょうゆ … 小さじ 2/3
　いり白ごま … 少々

[作り方]

① 春菊は4cm長さに切り、ゆでて水にとり色止めをする。

② ぎゅっとしぼってⒶであえる。

ほうれんそうと チンゲンサイいため

[材料]

ほうれんそう（冷凍）… 50g

チンゲンサイ … 20g

Ⓐ ごま油 … 少々
　鶏がらスープのもと（顆粒）… 小さじ 1/3
　黒こしょう … 少々

[作り方]

① ほうれんそうは、さっと洗ってぎゅっとしぼる。チンゲンサイは食べやすい大きさに切って電子レンジで1分加熱する。

② 小鍋に①とⒶを入れていためる。

切り干し大根と まいたけのレンジ煮びたし

[材料]

切り干し大根（乾燥）… 10g

まいたけ … 30g

Ⓐ しょうゆ … 小さじ1
　だしのもと（顆粒）… 少々
　水 … 50mℓ

[作り方]

① 切り干し大根はさっと水洗いして水けをしぼる。まいたけは食べやすい大きさにほぐす。

② 耐熱容器に、①とⒶを入れてまぜ、ふんわりとラップをして電子レンジで3分加熱する。5分ほどおいて味をなじませる。

〔ラクして続ける前田式ダイエットの極意〕

「毎日しっかりダイエットをしなくては」。そんなふうにガチガチに考えていると、かえって続けられません。ゆるっと続けていきましょう。おやつを食べても外食をしてもOKにする方法や、あきらめずにラクに続けられるヒントをご紹介します。

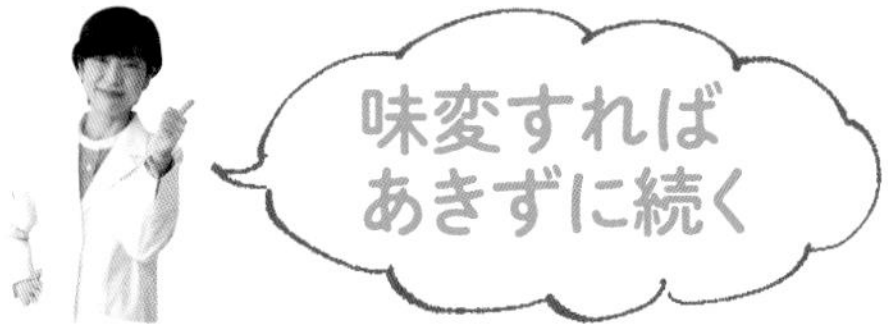

ドレッシングやたれなど、ソースの味を変えると、同じ野菜を食べてもまた違ったおいしさに。材料をまぜるだけでできるソースで、野菜をたくさん食べましょう。副菜で使っているソースも参考にしてください。

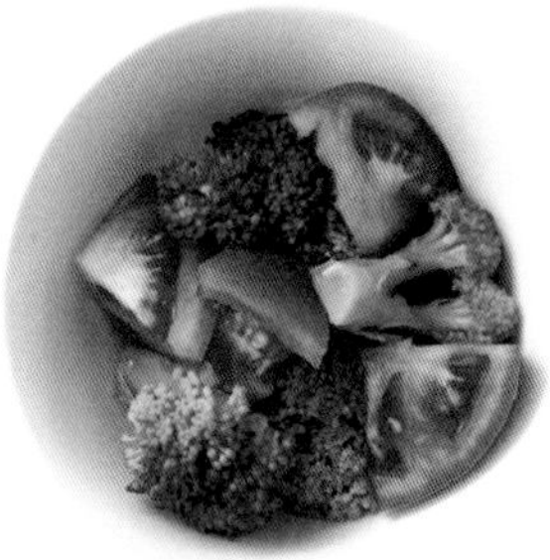

ぴりからじょうゆ

しょうゆ … 小さじ 2/3
ラー油 … 少々

レモンじょうゆ

しょうゆ … 小さじ 2/3
レモン汁 … 小さじ 1/2

マスタードじょうゆ

しょうゆ … 小さじ 2/3
マスタード … 小さじ 1/3
ラカント … 小さじ1弱

粒マスタードポン酢

ポン酢しょうゆ … 小さじ1
粒入りマスタード … 少々

キムチあえ

白菜キムチ（きざんだもの）
… 大さじ1強

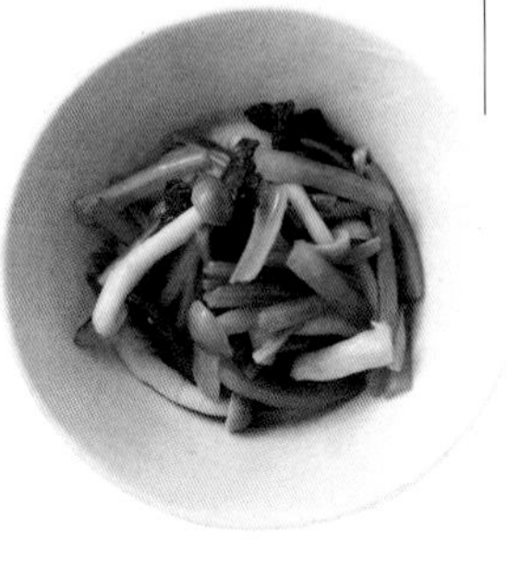

ノンオイルタイプのドレッシング

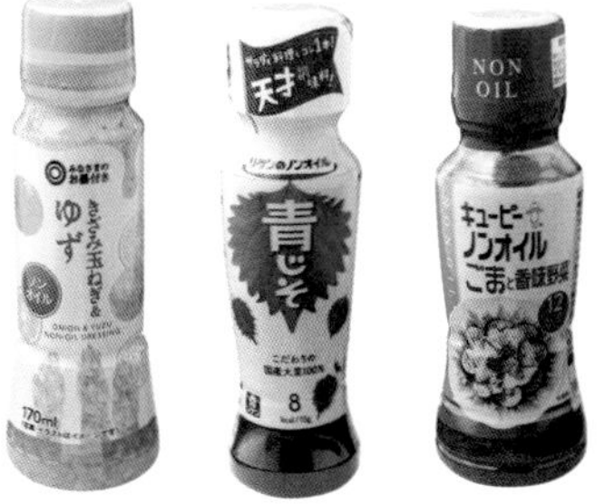

ノンオイルタイプのものがおすすめです。さまざまな味が販売されているので、好みのタイプを。

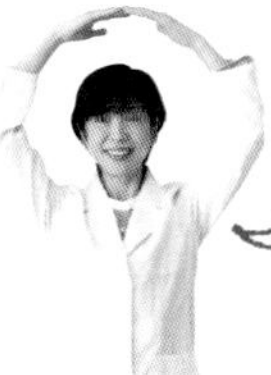

低カロリーの調味料を味方に

ドレッシングなどのカロリーは見逃せません。同じ容量で70〜80㎉の差が出る場合もあります。ほかの調味料を買うときも、よく見くらべて、カロリーの低いものを購入しましょう。その分、たくさん食べられます。

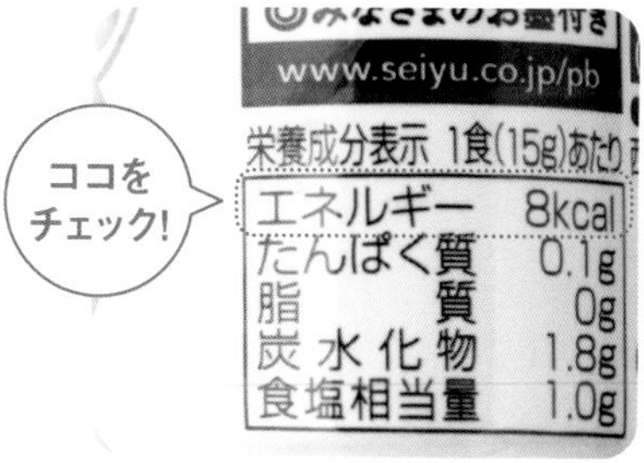

カロリー表示をしっかりチェックしてから購入するクセをつけましょう。

カロリー0の甘味料

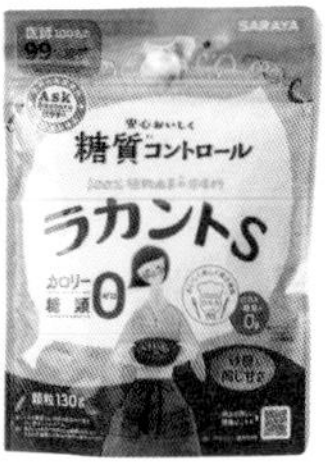

レシピの中にも登場する「ラカント」は、植物由来の甘味料でカロリー0。ダイエットの強い味方です。

マヨネーズ&トマトケチャップ

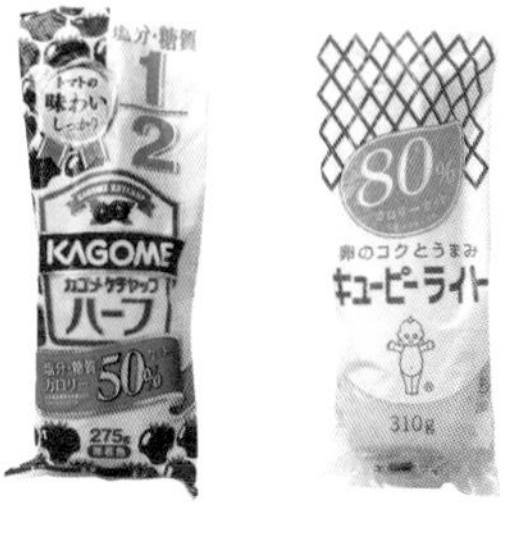

いろいろな料理で使いたいマヨネーズやトマトケチャップも、カロリーが気になります。カロリーオフのものを選びましょう。

低カロリーのたれ

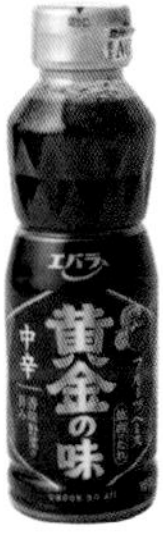

焼き肉のときだけでなく、さまざまな料理に使えるたれ。低カロリーのものを1本用意しておくと便利です。

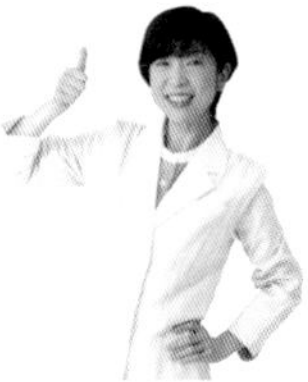

手軽に栄養がとれる食材は使わなきゃ損

ダイエットをしているときは、手間暇かけずにパパッと料理ができると気分的にもラクになります。ひと手間省けて、すぐごはんの準備ができるレトルト食品や缶詰なども積極的に活用しましょう。

＼ たんぱく質がとれる ／

レトルト食品

調理しなくても食べられるコンビニフードは、野菜サラダに入れてたんぱく質アップ。ランチのときにもおすすめです。

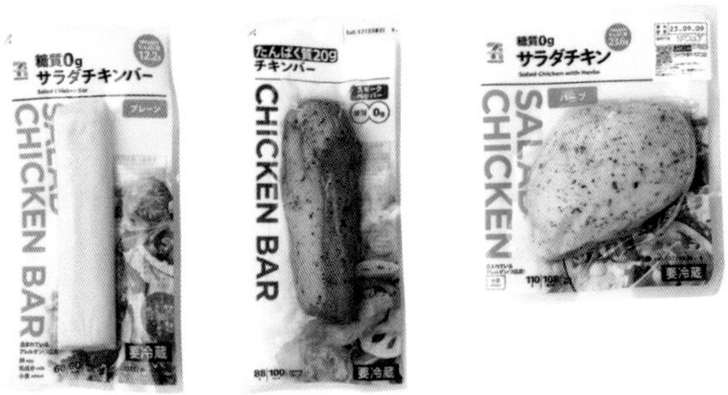

＼ たんぱく質がとれる ／

缶詰

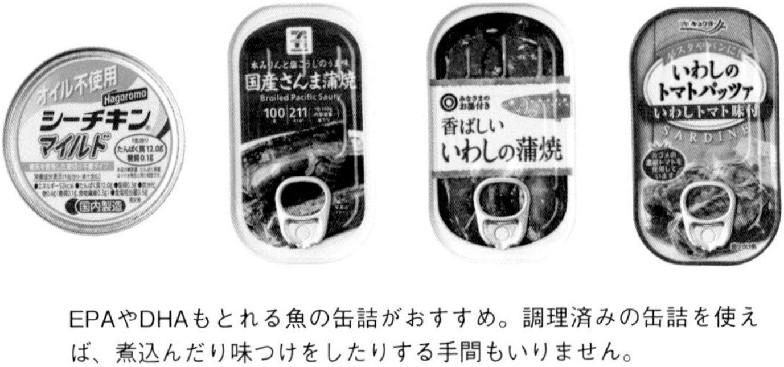

EPAやDHAもとれる魚の缶詰がおすすめ。調理済みの缶詰を使えば、煮込んだり味つけをしたりする手間もいりません。

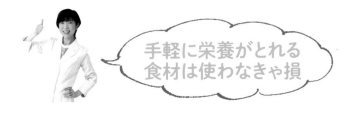

＼ ビタミン、ミネラル、食物繊維がとれる ／

カット野菜

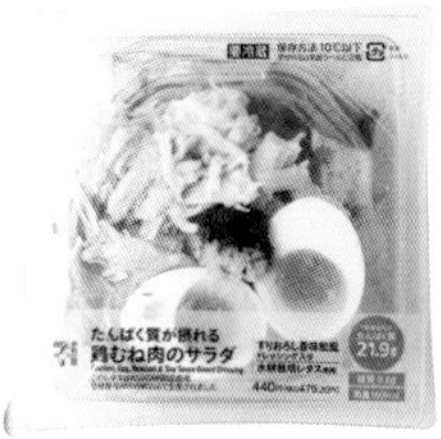

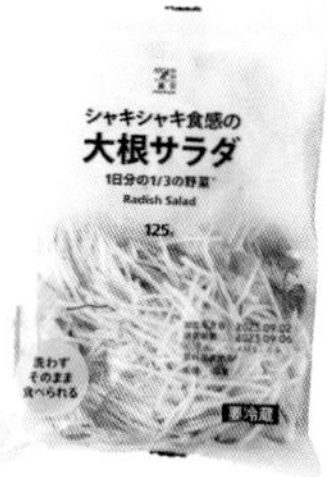

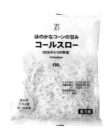

ビタミン、ミネラルの量は減ってしまいますが、作るのがおっくうなときはカット野菜を活用。１種類だけでなく、何種類かの野菜が入っているものがおすすめです。

＼ ビタミン、ミネラル、食物繊維がとれる ／

冷凍野菜

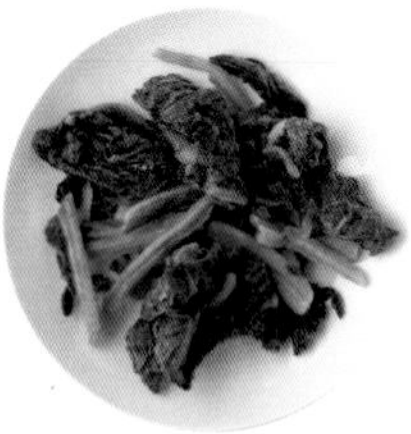

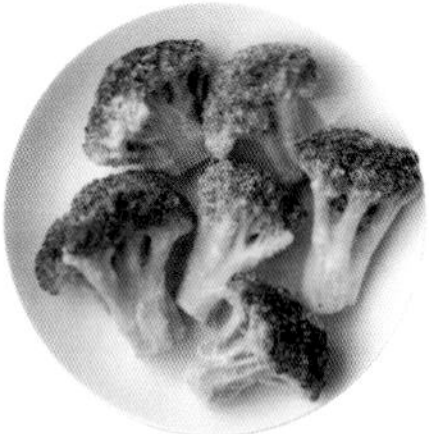

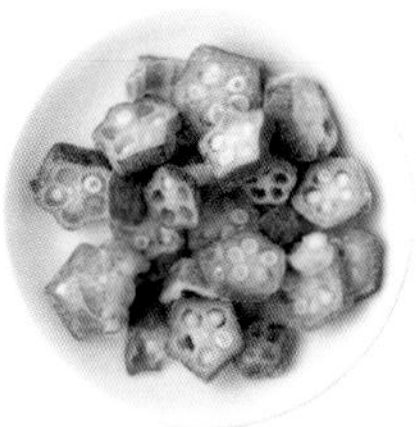

淡色野菜よりもビタミンやミネラルなどを多く含み、栄養価の高い緑黄色野菜は毎日とりたいもの。冷凍庫に常備しておくと便利です。

＼ ミネラル、食物繊維がとれる ／

海藻

ミネラルや食物繊維が豊富で、血糖値上昇を抑えてくれる効果も。パックで小分けになっているものは、もどす手間もなく便利です。

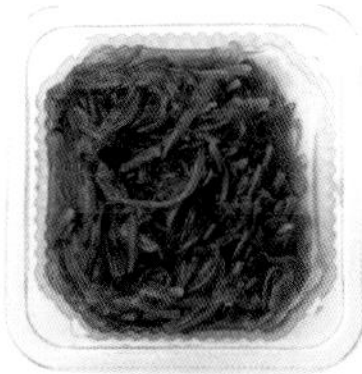

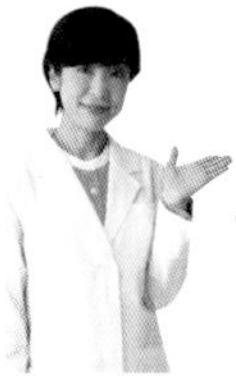

コンビニごはんも やせるチャンス

必ず家で作って食べるなど、決めごとにすると、ストレスになってしまうこともあります。次のポイントを守れば、コンビニごはんでもOK。組み合わせ例を参考に、コンビニを賢く活用しましょう。

＼ これさえ守ればOK！ ／

コンビニランチのポイント

栄養成分表示は、カロリーだけでなく、たんぱく質や食物繊維がどれくらい含まれているのかを確認するクセをつけましょう。

Point 1

単品ではなく、組み合わせて

おにぎりだけ、サラダだけではなく、炭水化物も野菜もとれるように組み合わせて。

Point 2

組み合わせで500kcalを基準に

甘いパンでも低カロリーのおかずと組み合わせて500kcalにできればOKです。

Point 3

たんぱく質を20g以上とる

筋肉を減らさないように、必ずたんぱく質をとるようにしましょう。

Point 4

食物繊維は5g以上とる

食物繊維は便通をよくするだけでなく、お腹をすきにくくしてくれます。

Point 5

ビタミン、ミネラルをとる

特にビタミンB群とカリウムを。代謝がよくなり、むくみを予防します。野菜やきのこ、海藻などが入っているものを選んで。

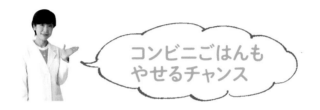

［組み合わせ例］

パンの場合

パターン 1

ゆで卵や蒸し鶏などをはさんだ、たんぱく質がとれるものをチョイス。サラダのドレッシングは低カロリーなものを。カロリーに余裕があればヨーグルトや飲み物もOK。

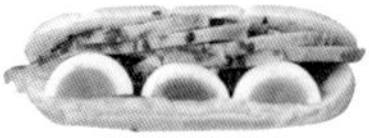 or 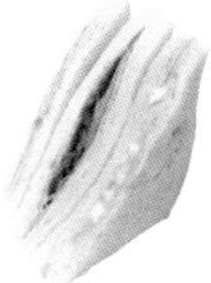 or 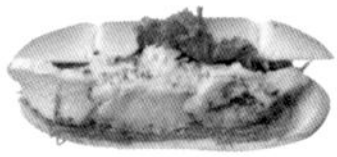 ＋ サラダ

たんぱく質のとれるサンドイッチなどを1つ

パターン 2

カロリーが高いパンでも、組み合わせを考えればOK。組み合わせてカロリーオーバーになったら、夕食は少し控えめに。

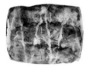

好きなパンを1つ

＋ たんぱく質や食物繊維、ビタミンがとれるもの

（おかず、サラダ、高たんぱくヨーグルト、ビタミン飲料、プロテイン飲料など）

おにぎりの場合

おにぎりに好きなおかずやサラダなどを組み合わせて。カロリーに余裕があれば、ヨーグルトや飲み物もOK。

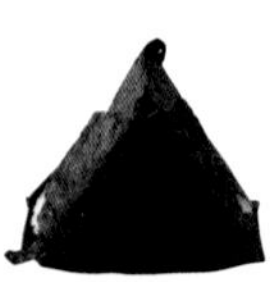

好きなおにぎりを1つ

＋ たんぱく質や食物繊維、ビタミンがとれるもの

（おかず、サラダ、高たんぱくヨーグルト、ビタミン飲料、プロテイン飲料など）

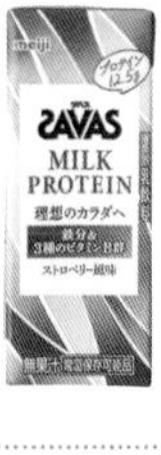

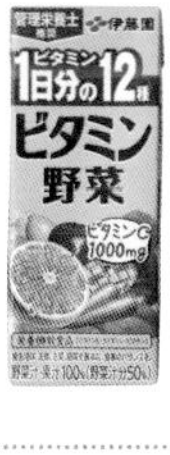

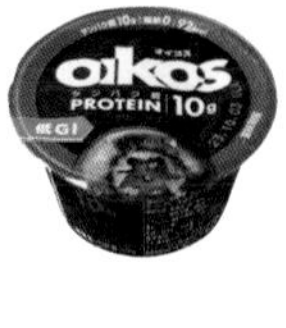

たんぱく質が不足しているなら、高たんぱくヨーグルトやプロテイン飲料を組み合わせても。

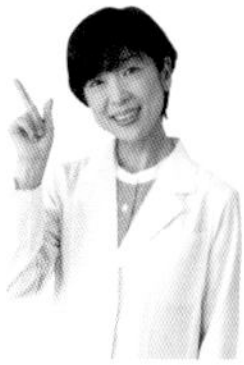

外食もメニュー次第でやせる

どうしても外食しなければならないときがあります。そんなときは「定食」があるような和食のお店にすると安心です。次の５つのポイントを参考に、お店やメニューを選んでください。

＼ これさえ守ればOK！ ／

外食するときのポイント

たくさんメニューがあるお店だと、ついこってりした肉料理に目がいってしまうかもしれませんが、できれば魚料理を選び、栄養バランスよく食べられるようにしましょう。

パターン 1

メインはたんぱく質がとれるものを

肉と魚、どちらもメニューにあるなら、低カロリーに抑えやすい魚を選んで。しっかりたんぱく質をとりましょう。

パターン 2

調理法は「蒸す」か「焼く」。または「生」で。

揚げたりいためたりしているものは、油で高カロリーに。蒸したものか焼いたものを。魚なら刺し身が最強です。

パターン 3

ごはんは少なめに

ごはんの量を選べるなら少なめを。選べないときは、少なめでとお願いしてみましょう。

パターン 4

サラダや汁物を追加して

野菜サラダやみそ汁も追加して食べすぎを防ぎ、バランスよく食べられるようにしましょう。

パターン 5

一品ものは避ける

麺類や丼物などの一品ものは糖質が多く、たんぱく質が少ないので、避けたほうが無難です。

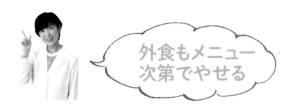

［ 外食のおすすめメニュー ］

刺し身定食

おすすめ 1

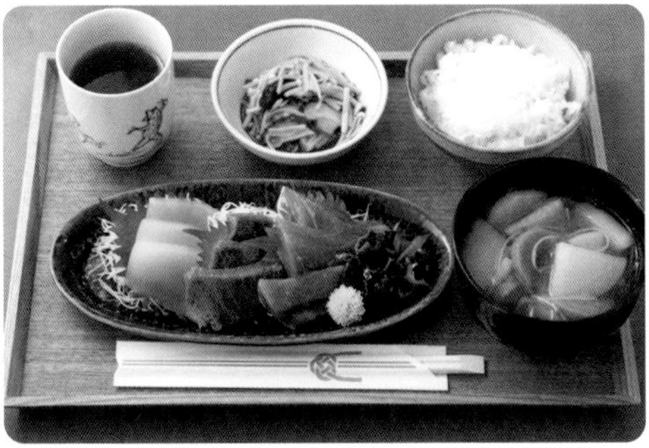

調理をしていないものがいちばんカロリーが低いので、刺し身はおすすめです。野菜や汁物がセットになった刺し身定食を。

焼き魚定食

おすすめ 2

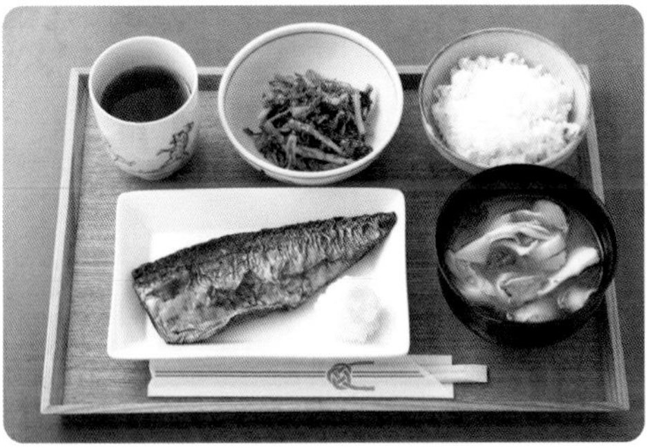

ほっけやさばの焼き魚定食がおすすめです。みそ煮などはカロリーが高くなるので、シンプルな塩焼きを。

炭火焼きチキン定食

おすすめ 3

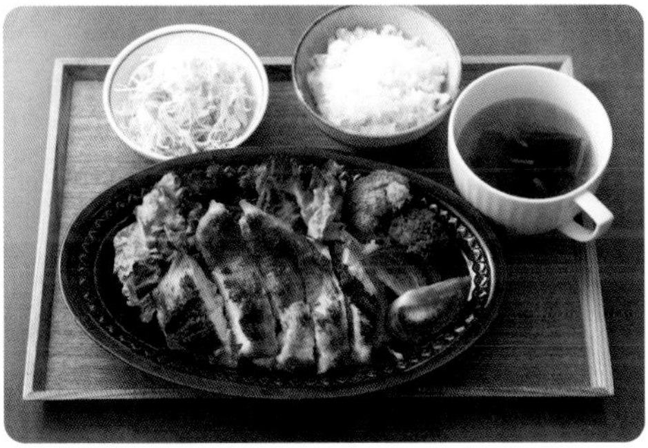

肉類を選ぶなら、鶏肉を。蒸し鶏があればいちばんです。もも肉ならば、炭火焼きなどで油が落ちているものを。揚げ物は絶対に避けましょう。

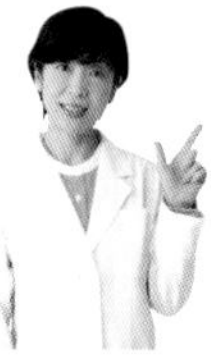

どうしてもおやつが食べたいときに

小腹がすいたときや甘いものが食べたくてたまらなくなったときは、ここで紹介するもののほか、低カロリーゼリーや炭酸水もおすすめ。また、甘いものが食べたいときのために、「なんちゃってアップルパイ」もご紹介します。

［ おすすめのおやつ ］

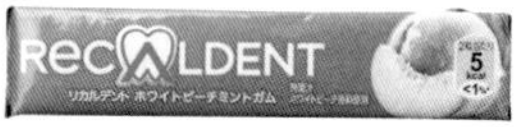

低カロリーガム

ガムをかんで唾液を出して、免疫力をアップ。空腹対策にもなります。

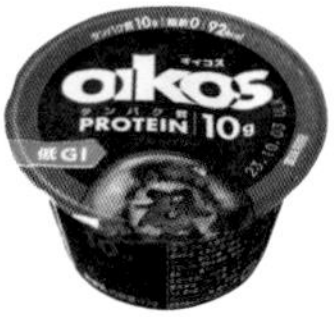

高たんぱくヨーグルト

カゼインの消化吸収がゆっくりで、空腹になりにくいのが魅力。

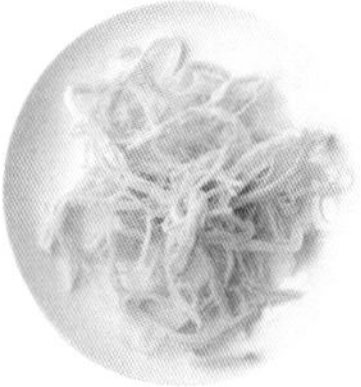

するめやさきいか

高たんぱくで、食べるときによくかむため、空腹になりにくくなります。

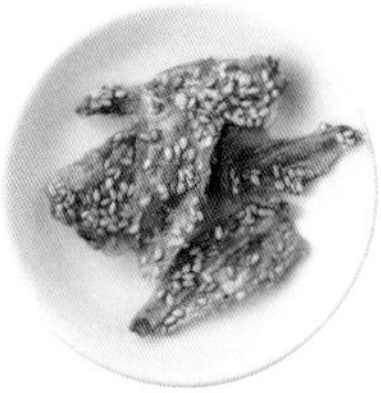

いわしせんべい

カリカリした食感で、たんぱく質、カルシウム、ビタミンDがとれます。

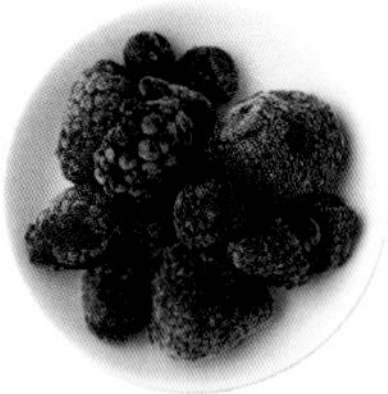

冷凍フルーツ

豆乳やヨーグルトに入れると、ビタミンやたんぱく質がとれます。

＼ 皮がパリパリしておいしい ／

なんちゃってアップルパイ

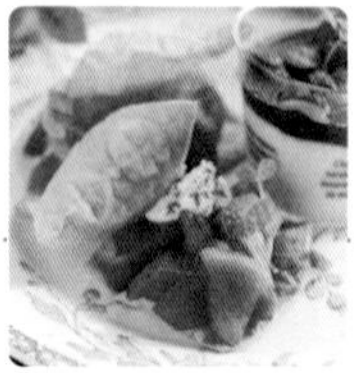

［材料］2個分

皮つきりんご … 100g
ラカント … 小さじ1
ワンタンの皮 … 4枚
カッテージチーズ … 10g

1個 54 kcal

［作り方］

① りんごは皮つきのまま厚めのいちょう切りにする。
② 耐熱容器に①とラカントを入れて、電子レンジで1～2分加熱する。
③ フライパンにフライパン用アルミホイルを敷き、②を入れる。へらで返しながら水分がなくなるまでいため煮にする。
④ ワンタンの皮をトースターで1～2分焼く。③とカッテージチーズをのせ、好みでシナモンパウダーを振りミントを飾る。

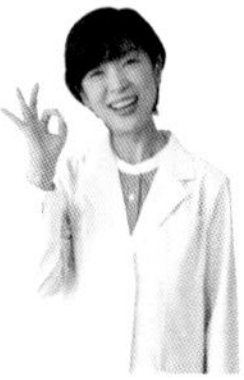

やせる買い物習慣を身につけるのが近道

余計なものを買うと、「あ、あれ買ったから食べようかな」となってしまいます。必要なものだけを買って、迷ったら買わない。そして、ダイエットの味方になるものを選んで買うことです。

＼どっちを選ぶ？／

買い物習慣を見直そう

肉や野菜を買うときに、自分が好きなものを選んでしまいがちです。ダイエットを始めたら、買うものをチェック。どっちか迷ったときは、ヘルシーなものを選びましょう。

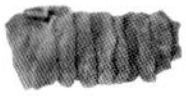

赤身肉 VS. 脂肪の多い肉

もちろん、赤身肉を選んで。豚肉ならバラ肉ではなく、もも肉を。脂身なしまたは脂を取り除いて使うこと。鶏ならもも肉よりささ身です。もも肉は、皮をとって使います。

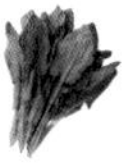

淡色野菜 VS. 緑黄色野菜

色が濃い野菜のほうが、色が薄い野菜よりも栄養が含まれています。迷ったら、色が濃い野菜を選びましょう。

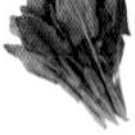

葉物野菜 VS. 根菜

根菜の糖質は悪いわけではありませんが、できるだけ少ないものを選んで。葉物野菜はおおむねビタミン、ミネラルが豊富です。どちらか迷ったときは、葉物野菜を。

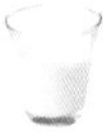

低脂肪乳 VS. 牛乳

牛乳は貴重なカルシウム源です。成分無調整牛乳よりも、成分調整した低脂肪のものを。鉄分などがプラスされた加工乳なら、不足しがちな栄養をとることができます。

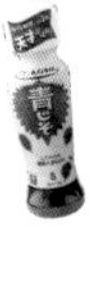

青じそドレッシング VS. シーザーサラダドレッシング

食べていないのに太ってしまうという方は、ドレッシングのカロリーをチェック。和風のノンオイルタイプを選ぶと、カロリーダウンできます。

筋肉をつけて代謝アップ

〔やせBODY加速ゆる筋トレ〕

筋肉量が増えると代謝が上がります。筋トレをしたことがない方でもできる、効果大のゆる筋トレをご紹介しますので、試してみてください。全部を行わなくても、気になるところだけでもOKです。毎日できない場合でも、週に2～3回は頑張ってみましょう。

- 足腰などに痛みがある場合は行わないでください。
また、持病がある場合は、医師に相談のうえで行ってください。
- まわりにあるものを片づけ、安全を確保したうえで行ってください。

足

\ ヒップアップにもなる /

スクワット

1

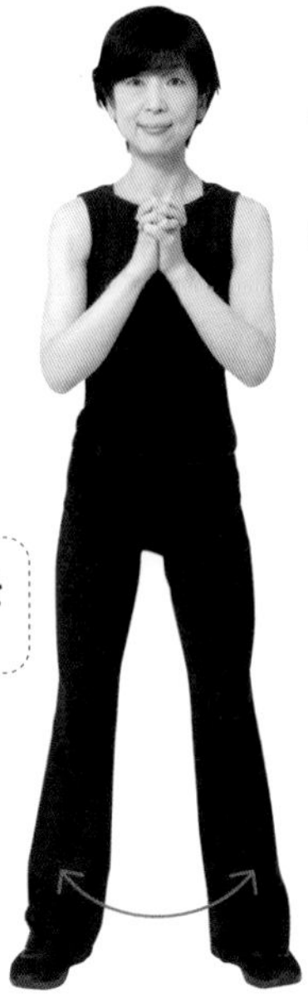

1～3を
15セット

足は肩幅に開く。つま先を外側に向けるように、がに股を意識して。手は前に組む。

\ 最強の運動は /

ウオーキング

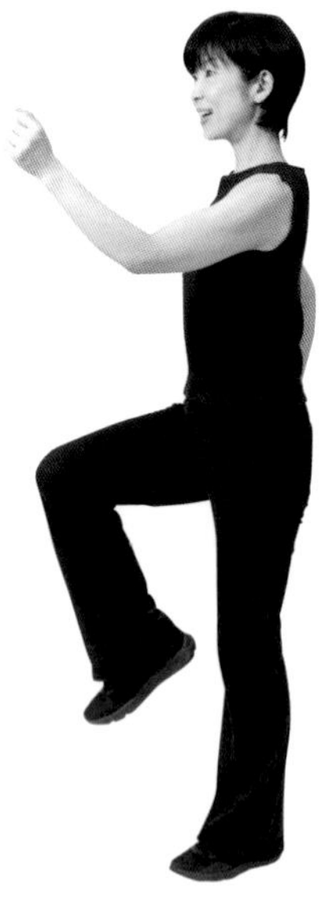

筋トレではありませんが、手軽に全身運動ができるウオーキングはいちばんのおすすめです。4㎞ほど毎日続けていれば、体重も脂肪も落ちていきます。腕や足を上げて、速度は早めに。私は、信号が赤になったら、道を引き返したり曲がったりして、止まらずに歩くことを心がけています。

2

ひざをゆるめて、お尻を後ろに突き出す。かかとに重心をおき、つま先は浮いていてもOK。

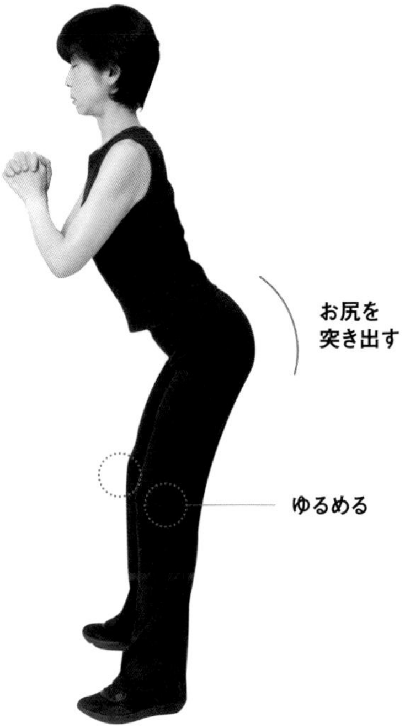

3

ひざがつま先よりも前に出ないようにしながら、ゆっくりひざを曲げて体を下げる。下がるところまででOK。背中が丸くならないように注意。

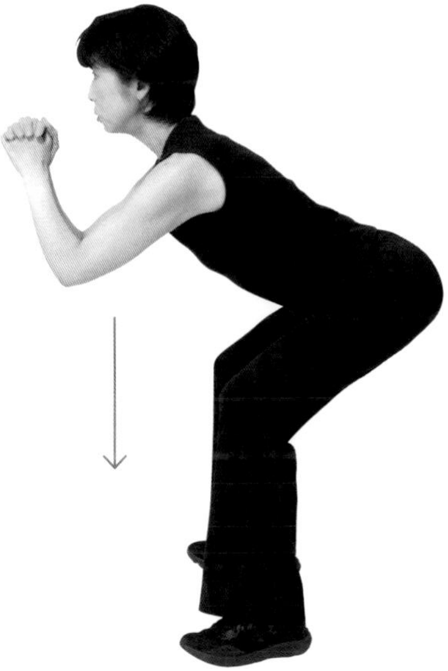

＼ちょっとやるだけで引き締まる／

ウエストストレッチ

お腹

左右
10セット

1

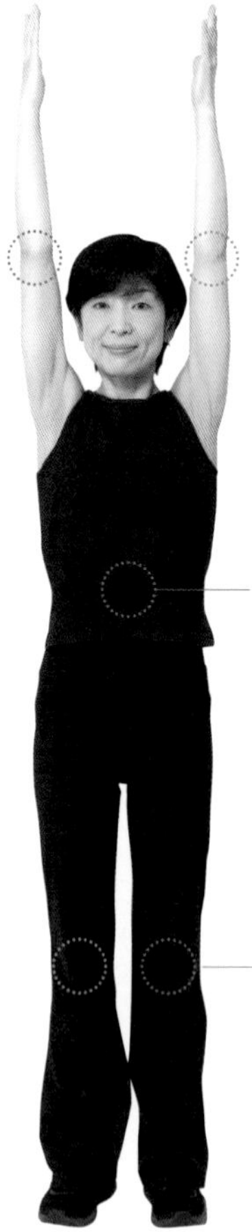
おへそから少し上くらいまでを意識して、ぎゅっと収縮させるようにすると筋肉が引き締まり、代謝が上がる。
順番の2では、左ひじと右ひざ、4では、右ひじと左ひざをつける。

足を軽く開いて手を上げる。手は耳につけるようにまっすぐ上へ。ゆっくり1、2、3、4と数えるくらいのテンポで1～4を繰り返す。正面を向いて行ってもいいし、慣れたら下を向いてもOK。

2

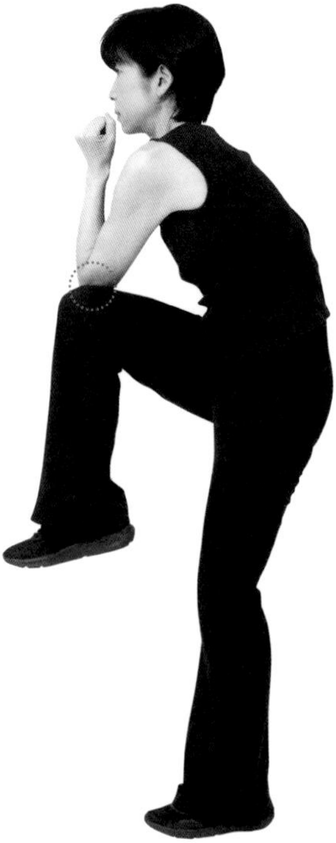

おへその少し上あたりで、ひじとひざをつける。

4

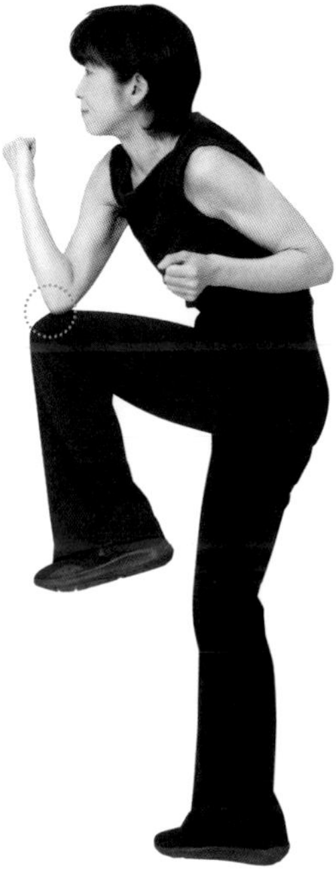

手足を2と逆にして、ひじとひざをつける。1の姿勢に戻る。

3

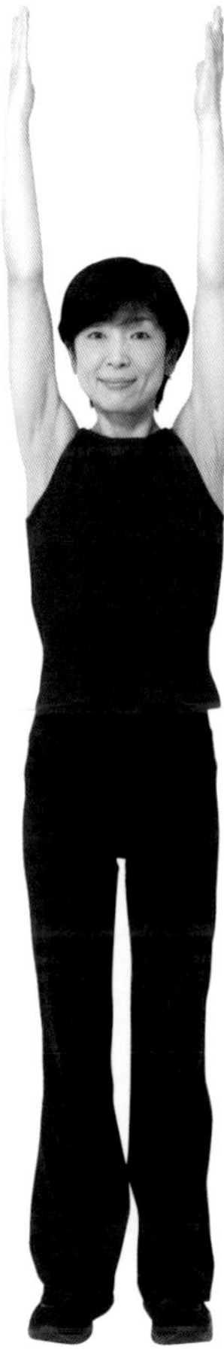

1の姿勢に戻る。

\ 背中の筋肉をつける /

姿勢改善ストレッチ

背中

15～20
セット

1

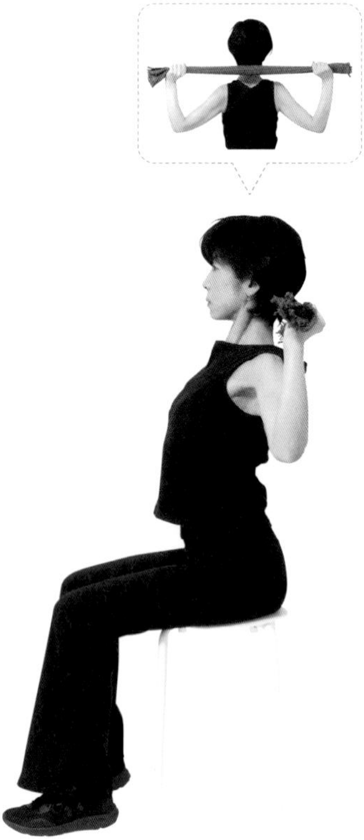

椅子に座り、タオルを頭の後ろに構える。手と手の間を広くするとラクに、狭くするときつくなるので、自分ができる範囲で持つ位置を調整。姿勢が悪いと代謝が悪くなるので、背中の筋肉を鍛えて姿勢を正す。

2

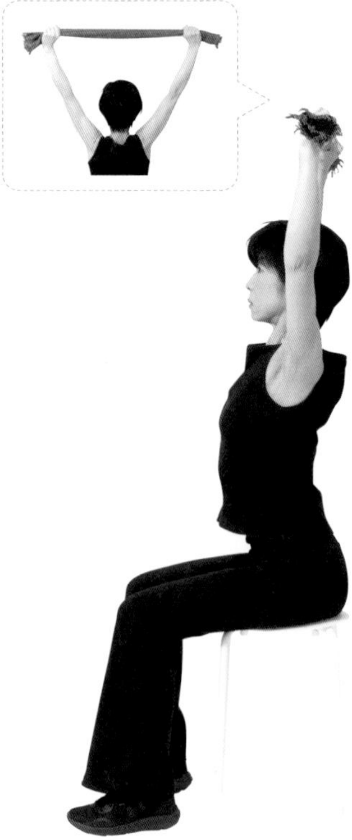

両手をまっすぐ上に上げる。おへそから少し上のあたりに力を入れると、ウエスト引き締め効果も。両足はそろえても開いてもどちらでもOK。1と2をゆっくり繰り返す。

＼ 肩こりも解消 ／

二の腕対策ストレッチ

腕

10セット

1

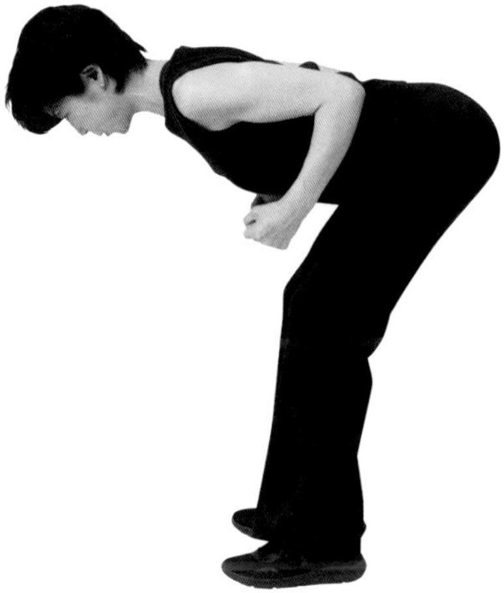

足は肩幅くらいに開き、ひざをゆるめる。ひじを曲げる。背中を丸めて猫背にしても、椅子に座って行ってもOK。

2

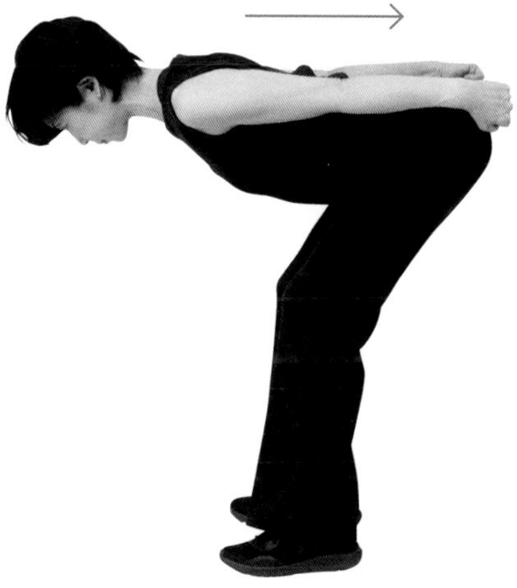

腕が床と平行になるように、両腕を後ろに伸ばす。腕を遠くに伸ばすようにするときつくなって、効果が上がる。また腕を大きく戻す（1の状態）よりも少し戻してすぐに2を行うときつくなる。1、2をゆっくり繰り返す。

ダイエットをするときに

家族のごはんはどうする？

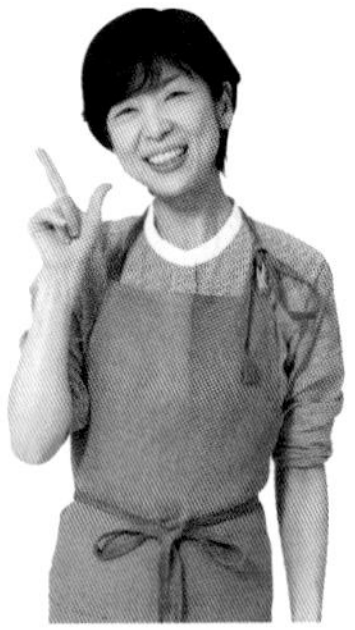

自分はダイエットをするけれど、家族はしないという場合も多いと思います。仕事を持っている方や、料理があまり得意ではない方など、別々の料理を作るのでは続けるのが大変と思われるかもしれません。そのような場合を考慮して、別々の料理を作っても負担が少ないように、この本のレシピは超簡単なものを用意しています。それ以外に、献立を生かして家族の分も作るコツがありますので紹介しましょう。

ダイエットは、家族の協力も大事。みんなが気持ちよく応援してくれるように進めていきたいものです。

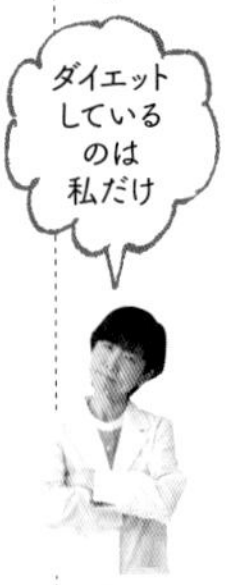

コツ 1　食材は家族と同じで、調理法を変える

ダイエット中は、蒸したり焼いたりしてなるべく油を使わないようにするのがおすすめです。同じ食材で、自分の分は電子レンジで蒸し料理に、家族の分は揚げ物にするなど、調理法を変えると、がっつり食べたい家族のお腹も満たされます。同じ食材なら下準備の手間が省け、時短に。

コツ 2　献立の昼と夜を逆にする

この本の献立は、昼は肉、夜は魚を中心にしています。家族が夕飯に肉を食べたいというときは、献立の昼と夜を逆にして、昼の肉料理を家族の分として用意しましょう。同じものを食べるときは、分量に人数をかけて作ってください。

コツ 3　副菜の調理法を変える

同じ材料を使って、自分の分はあっさり、さっぱりした副菜にし、家族はボリュームアップします。例えば、おひたしをするときに、自分の分はポン酢しょうゆをかけるだけ、家族の分はごまあえにする、サラダは自分が葉物野菜だけ、家族には粒コーンをトッピングするなど、ちょっとしたことで満足感が違ってきます。

コツ 4　家族は好きなもの、自分は簡単なものにする

家族にとんかつなど、カロリーの高いものを用意するときは、自分の分は盛りつけるだけでできるような、簡単なものにします。例えば、刺し身や魚の調理済み缶詰などがおすすめです。野菜サラダなどと組み合わせて、野菜もたっぷりとりましょう。

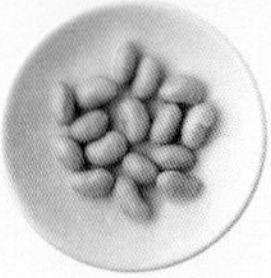

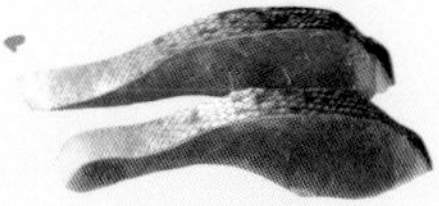

Part 03

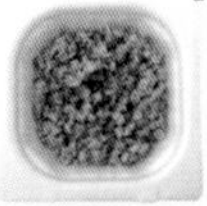

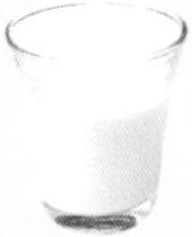

栄養のプロが教える やせ栄養素

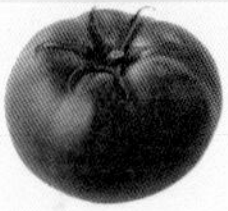

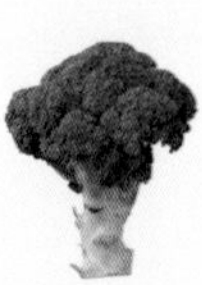

「人は食べたものでできている」といわれるように、食べるものによって、体の中はもちろん外見も違ってきます。健康できれいにやせるためには、食べるものの選択は重要です。やせる手助けをして、健康できれいになる栄養素を覚えておきましょう。

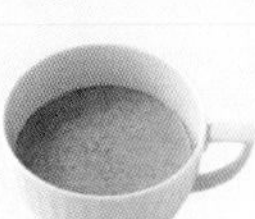

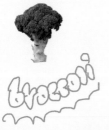

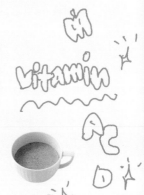

お腹
いっぱい
食べて
やせよう

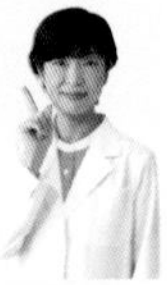

調理法や食材選びでカロリーダウン！

ダイエットのために、むやみに食べる量を減らし、お腹がすいてふらついてしまうことなどがないようにしましょう。調理法や食材を選べば、思いのほかたくさん食べられます。

肉は部位を、魚は種類を選んで

ダイエットには食材選びが重要です。特に肉の部位には気をつけて。

例えば、同じ豚肉でも脂身の多いバラ肉は避け、もも肉を選びましょう。

また、調理はシンプルなほうが低カロリーになります。魚ならば、ムニエルやフライにするよりも、刺し身や焼き魚のほうが低カロリー。肉なら、ゆでる以外に、手間いらずで時短にもなる電子レンジ蒸しがおすすめです。

ざっくり「調理は手をかければかけるほど高カロリーになる」と覚えておいてください。

肉の部位別エネルギー量

＊100gあたり（kcal）

鶏肉

ささ身	＜	むね肉（皮なし）	＜	ひき肉	＜	もも肉
98		105		171		190

豚肉

もも肉（赤身）	＜	ひき肉	＜	ロース肉	＜	バラ肉
119		209		248		366

牛肉

もも肉（赤身）	＜	ひき肉	＜	サーロイン肉	＜	バラ肉
130		251		313		381

＊国産牛比較

魚の種類別エネルギー量

＊100gあたり（kcal）

たら	鮭	さば	ぶり
72	124	211	222

調理法でカロリーダウン

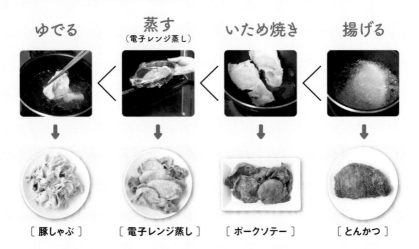

ゆでる ＜ 蒸す（電子レンジ蒸し） ＜ いため焼き ＜ 揚げる

［ 豚しゃぶ ］ ［ 電子レンジ蒸し ］ ［ ポークソテー ］ ［ とんかつ ］

鶏もも肉の調理別エネルギー量

＊80 gあたり（kcal）

蒸す［蒸し鶏］	＜	いため焼き［チキンソテー］	＜	揚げる［チキンカツ］
110		186		294

魚の調理別エネルギー量

＊同じ魚を使った場合（kcal）

刺し身	＜	塩焼き	＜	ムニエル	＜	フライ
75		120		190		250

ダイエットに必要な栄養素を深掘り!

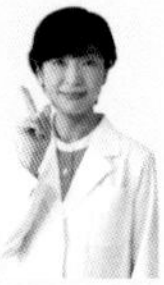

❶ たんぱく質

「たんぱく質を毎食とろう」「筋肉をつくるためにたんぱく質は必要」などと、ちょこちょこお話ししてきましたが、ダイエットをするときに抜いてはいけないたんぱく質の働きについて、ここで詳しく説明しましょう。

たんぱく質はなぜダイエットに必要？

ダイエットを成功させるポイントに「基礎代謝を下げない」「活動エネルギーを増やす」があります。そのどちらも担っているのが筋肉で、筋肉の主成分はたんぱく質です。

「ダイエット中は、たんぱく質が特に大切な栄養素ですよ」といわれる理由はここにあります。

また、たんぱく質が不足すると、筋肉から分解されてエネルギーとして使われてしまいます。そうすると、やせにくくなるだけでなく、皮膚がたるんだり、髪が抜けやすくなったり、疲れやすくなったりなど、さまざまな体の不調につながります。

せっかくやせても、疲れきって見た目も不健康になってしまうのは残念ですよね。それを防ぐためにも、たんぱく質をしっかりとることが大切になるのです。

たんぱく質の必要量を計算してみよう

たんぱく質の1日の必要量は、体重（kg）に1gをかけた値が最低限の量となります。筋肉をしっかり維持したい、増やしていきたい場合は、体重（kg）×1・4gを目安にしましょう。

ここで注意したいのは、たんぱく質の必要量がたんぱく質を含む食品の量とイコールではないということ。鶏むね肉（皮なし）100gに含まれるたんぱく質は23・3gですので、意識してとらないと、不足してしまいます。

では、たんぱく質を増やせば増やすほどいいのかというと、そうではありません。体重（kg）×2・0gを超えるあたりから、腎臓に負担がかかるおそれがあるといわれています。

「たんぱく質はいくらとっても太らない」という迷信もあるようですが、たんぱく質も1g4kcalありますので、とりすぎたら太ります。あくまでもカロリーを守ったうえで必要なたんぱく質をとるようにしましょう。

自分に必要なたんぱく質の量を計算してみよう

体重（kg）×1g

［　　］kg×1g=［　　］g

体重60kgの人なら、1日最低60g必要ということになります。

たんぱく質は体に必要な栄養素

また、たんぱく質は生命維持に広くかかわっています。次のように、筋肉の増強・維持以外にも重要な役割があるのです。

- **内臓、皮膚、髪、骨、歯、体液（血液やリンパ液など）、腱や髄などの体を構成する成分**
- **体の健康維持に必要な機能を調節するホルモンや酵素の構成成分**
- **光や味、匂いなどの刺激を受け取るレセプターの成分**

これらのことからも、たんぱく質がとても重要な栄養素だということがわかります。たんぱく質をとらないでいると、健康に問題が出ることにもなりかねません。しっかり食べながらダイエットを進めていきましょう。

たんぱく質を多く含む食品

肉類、魚介類、卵、牛乳・乳製品、大豆製品に多く含まれます。肉類は脂肪の少ない部位のほうがたんぱく質をたくさん含んでいます。また動物性脂肪は動脈硬化の原因ともなるので、脂質を多く含んだ部位は控えましょう。

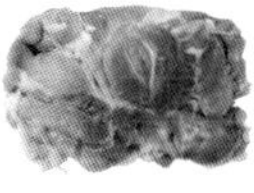
［鶏肉］

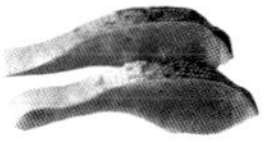
［鮭］

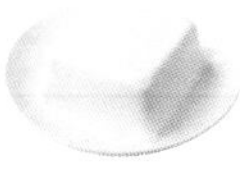
［豆腐］

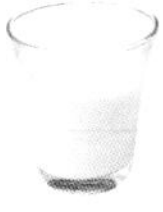
［牛乳］

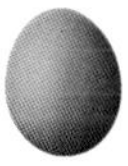
［卵］

ダイエットに必要な栄養素を深掘り!

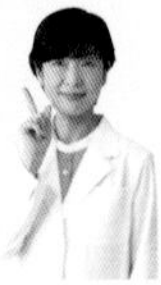

❷ 美肌の栄養素

Part2で紹介している「美肌副菜」にもたっぷり使われている美肌の栄養素。肌の調子をよくするために欠かせない、美肌の栄養素とその働きについてお話ししましょう。

美肌には、たんぱく質＋ビタミンA、C、E

「ダイエット中、肌の潤いがなくなってしまった」という話を、耳にしたことはありませんか？　私のまわりでも肌の心配をしている方が多く、相談を受けることがあります。

潤いを保ち、つややかな肌にするには、たんぱく質とビタミンA、ビタミンC、ビタミンEが必要不可欠です。

肌の主成分はたんぱく質。その働きを助けるのが、「ビタミンエース（ＡＣＥ）」という愛称で知られている美肌の栄養素、ビタミンA、C、Eです。

ビタミンエース

●ビタミンA（βカロテン）

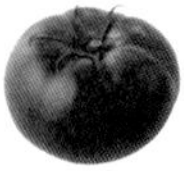

［ トマト ］

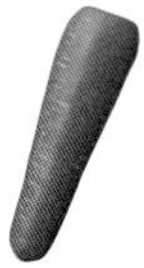

［ にんじん ］

肌や粘膜を丈夫にして乾燥を防ぎ、肌の老化を予防するといわれているのがビタミンA。シワを防いで潤いのある肌にするために、欠かせない栄養素です。また、免疫機能を高めます。
豚のレバーのほか、にんじんやトマト、小松菜などの色の濃い野菜に豊富に含まれています。

●ビタミンC

たんぱく質からコラーゲンを生成します。メラニン生成を抑制・分解するほか、皮脂分泌をコントロールする働きもしています。
野菜・果物全般に豊富に含まれていますが、熱に弱い傾向があるため、生のまま食べるか、調理をするなら短時間で済ませましょう。

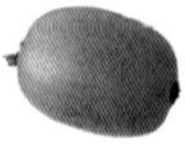

［ キウイフルーツ ］

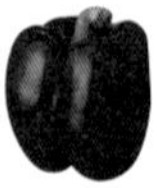

［ パプリカ ］

●ビタミンE

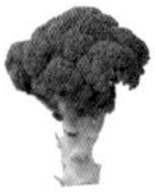

［ ブロッコリー ］

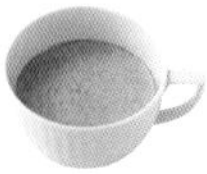

［ 抹茶オレ ］

抗酸化作用があり、酸化した肌の還元をするため、若返りのビタミンともいわれています。また、血行促進や、バリア機能で外の刺激から肌を守る働きをします。
パプリカやブロッコリーなどの緑黄色野菜、ナッツなどの良質な脂質を含む食品、抹茶などに豊富に含まれています。献立に抹茶オレをよく登場させているのは、ビタミンEを効率よくとり入れる工夫です。

ダイエットに必要な栄養素を深掘り!

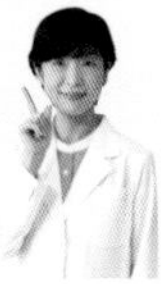

③ 貧血対策の栄養素

女性は月経があるため、貧血対策はしっかり行いたいもの。「貧血対策副菜」がおすすめです。ここでは、鉄の働きや吸収を高める方法をチェックしておきましょう。

貧血になると疲れやすくなる

ダイエット中の食事制限や偏食のために、鉄不足や鉄分の吸収が悪くなって、貧血になる人が多く見られます。

貧血になると、疲れやすくなるため、動きたくなくなって消費エネルギーの低下を招きます。また、全身に酸素が行き渡りにくくなるため、代謝自体が停滞してしまうのです。

その結果、「やせにくい体になってしまう」と言っても過言ではないでしょう。また閉経する年代は貧血を起こしやすい時期でもあります。個人差はありますが、40代以降はしっかり貧血対策をして疲れにくい体を保つことが大切です。

貧血対策には、たんぱく質+鉄+ビタミンC

貧血予防に欠かせないのが鉄。貧血は赤血球に含まれる血色素（ヘモグロビン）濃度が低下した状態です。ヘモグロビンを強化する鉄を積極的にとりましょう。

鉄には、肉類や魚介類に含まれるヘム鉄と大豆や野菜に含まれる非ヘム鉄があります。非ヘム鉄は、ヘム鉄よりも吸収率が低いため、ビタミンCといっしょにとるといいですよ。ビタミンCは、腸管での鉄の吸収を助け、ヘモグロビン生成にも深くかかわっているとされています。

ヘム鉄の多い食品

牛肉など赤身の肉、レバー、かつおなど赤身の魚など

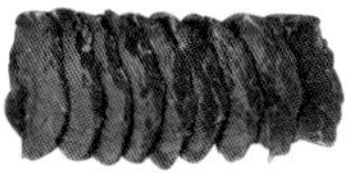

［ 赤身の肉 ］

非ヘム鉄の多い食品

ほうれんそうや小松菜などの野菜や大豆製品など

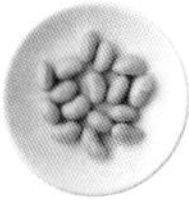

［ 大豆 ］

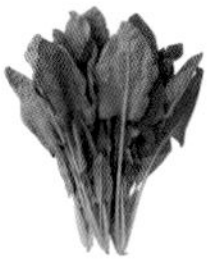

［ ほうれんそう ］

ビタミンCの多い食品

野菜や果物など

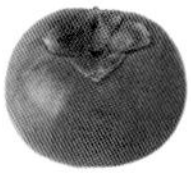

［ 柿 ］

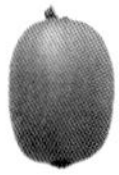

［ キウイフルーツ ］

ダイエットに必要な栄養素を深掘り！

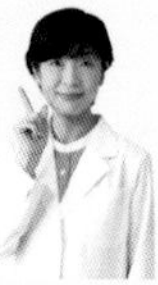

④ 腸活の栄養素

腸は栄養を吸収するだけでなく、さまざまな働きをする注目の臓器です。腸内環境をととのえて、腸の働きを助ける栄養素をとりましょう。

腸活には食物繊維＋発酵食品

最近注目されている臓器に腸があります。腸活は健康にいいらしいというイメージはあると思いますが、ダイエットにもいい効果があるんですよ！

腸内がととのうと便秘が解消され、お腹がスッキリするのでそれだけでもやせ見え効果があります。さらに、最近注目されているのは細菌叢が食物繊維などをエサとして作る「短鎖脂肪酸」です。短鎖脂肪酸が作られ、腸で吸収されると、脂肪組織が反応して脂肪のとりこみにブレーキをかけたり、食欲を抑えたりといった効果があると期待されています。腸活には腸で活動する菌そのもの（発酵食品）と、そのエサとなるもの（食物繊維）が必要です。

発酵食品はこの本でも副菜だけでなく、1週間献立でも多く使っています。食物繊維は、野菜、きのこ、海藻などに豊富に含まれています。これらは低カロリーで血糖値上昇を緩やかにする作用も。ダイエットに最適なものなのです。

醗酵食品

納豆、ヨーグルト、みそ、キムチなど

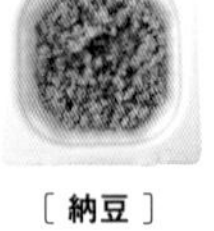

［ 納豆 ］

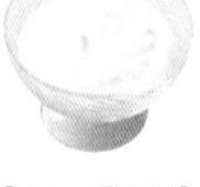

［ ヨーグルト ］

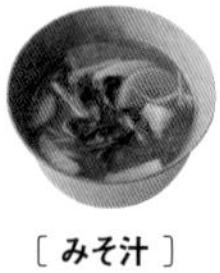

［ みそ汁 ］

食物繊維の多い食品

野菜、きのこ、海藻、穀類など

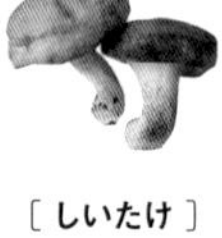

［ しいたけ ］

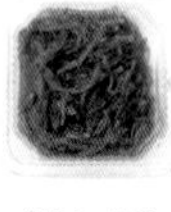

［ めかぶ ］

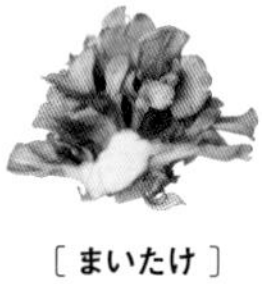

［ まいたけ ］

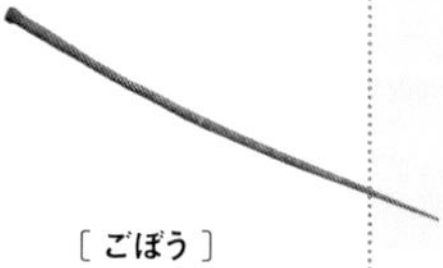

［ ごぼう ］

ダイエットに必要な栄養素を深掘り！

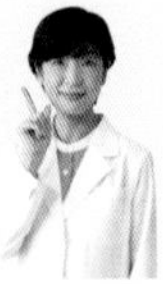

⑤ 骨を強くする栄養素

骨密度を高めるためには、カルシウムの吸収を助けるビタミンDが必要。ビタミンDは、日光を浴びると皮膚で生成されるので、日中のウオーキングもおすすめです。

骨密度強化には たんぱく質＋カルシウム

骨に重要な栄養素はカルシウム。牛乳やチーズ、ヨーグルトなどの乳製品、小松菜や春菊、切り干し大根、大豆製品にも豊富に含まれます。

それと同様に大切なのがたんぱく質で、骨の強度を高めます。また、カルシウムの吸収を助ける栄養素にビタミンDや骨のしなやかさを作ってくれるビタミンKもとれるとさらにパワーアップ！

栄養素はひとつだけでなく、複数が助け合って働いています。「ばっかり食べ」ではなく、いろいろなものを少しずつ食べることが大切です。

運動をすることで骨を丈夫に

貧血と同様に、偏食をすると引き起こされるものに骨密度の低下があります。一般的に骨密度は20代をピークに低下していき、女性の場合は閉経によって一気に下がるといわれています。

骨密度の低下は、偏食によるものだけではありません。やせることで骨の形成に大きな役割を持つエストロゲンの分泌が低下する可能性があります。また、骨はある程度の衝撃や負荷をかけると強くなるのですが、体重が減ると、骨への負荷が低下してしまいます。

骨に負荷や衝撃をかけるには、ウオーキングやスクワットがおすすめです。ジャンプがいちばん負荷がかかるのですが、ひざを痛めることもあるので、注意してください。

骨密度を下げないことは、年を重ねていくうえでとても重要なこと。ダイエット中こそ骨活を意識してください。

ビタミンDを多く含む食品

魚やきのこなど

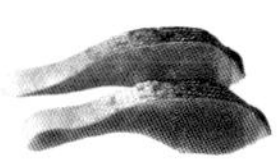

［鮭］

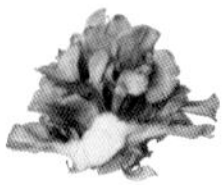

［まいたけ］

ビタミンKを多く含む食品

納豆など

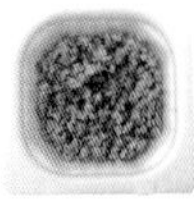

［納豆］

運動が大嫌いな人でもできる

きつくない運動でやせよう！

これまで、ウオーキングやすき間ストレッチ、筋トレなどをご紹介してきましたが、きつくない運動でやせられたらいいですよね。ここでダイエットに有効な運動について詳しくお話ししておきましょう。

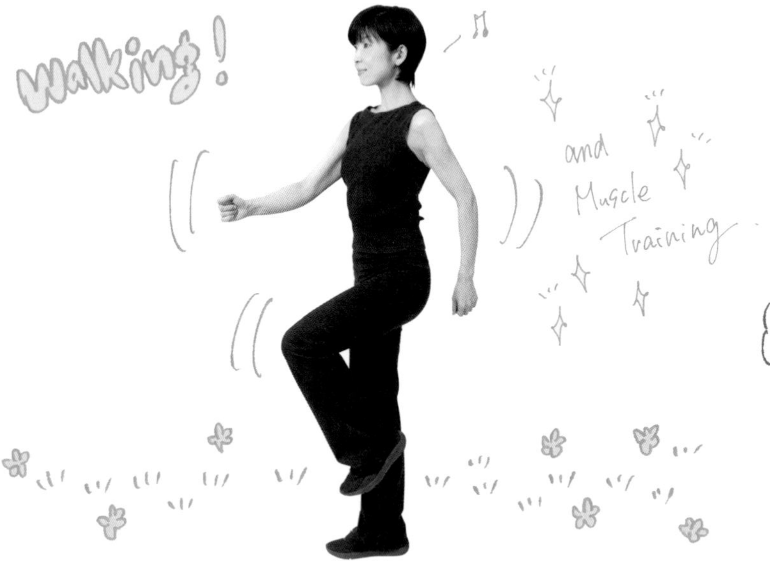

運動が嫌いで続かないのよ

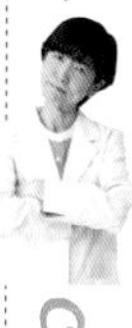

運動嫌いの私がいきついたラクにやせる運動

できれば運動はしたくないという方も多いと思います。その半面、運動なしでやせると不健康なのでは？と不安に思うかもしれません。

実は、運動はしなくても、食事コントロールだけでやせてOKです！私がそんなふうに強く言うのは、運動が大大大っ嫌いだったから（笑）。階段は絶対に使わず、すぐにタクシーに乗ってしまう、まわりにもあきれられるほどの運動嫌いでした。

そんな私ですから、最初は食事だけでやせようとスタートしました。そのうち、もっと効率よくやせる方法を追求していくと、やはり運動をとり入れたほうがいいと思うようになりました。そして、とにかくラクにやせられる運動を探しました。

その中で知ったのが「やせる＝体脂肪を減らす」ために、いちばん効率がいいのは、きつくない有酸素運動だということです。

ウオーキングが最強の運動のワケ

ダイエットといえば、ジョギングをするなど、苦しい運動をするものと思っていた私に、ラクな運動でいいというのは朗報でした。

ちなみに日本動脈硬化学会、日本高血圧学会、日本糖尿病学会、日本老年医学会がそれぞれ出している運動療法の推奨値の共通項があります。それは「有酸素運動を中心に、軽～中強度の運動を1日30分以上（短時間の積み重ねでもOK）、または週150分以上」となっています。

また、軽い運動のほうが体内の脂肪と糖質のエネルギー源の使われ方で脂肪のほうが高いとされています。ということは、特別なことは必要なく、ちょっと息が上がるくらいのいつもより速めのウオーキングを日常にとり入れるので十分だということです。

特別な機材も場所も必要ない、時間にとらわれることもありません。家を一歩出ればすぐに始めることができるウオーキングこそ最強の脂肪燃焼運動といえます。

筋トレでボディメイキングを

では、筋トレをするのは意味がないのでしょうか？　もちろん意味はあります。

有酸素運動が脂肪燃焼を目的としているのに対して、筋トレは基礎代謝を上げたり体の凹凸をつくったりするのが主な目的となります。

脂肪燃焼だけをしていると薄っぺらな体になりますが、メリハリのあるS字ラインのボディをつくるには筋肉で凹凸をつくるのが最適です。筋肉は基礎代謝を上げるので、太りにくい体づくりにもひと役買っています。

できればウオーキングと筋トレを行い、脂肪を落としつつボディメイキングをしたほうがいいということになります。

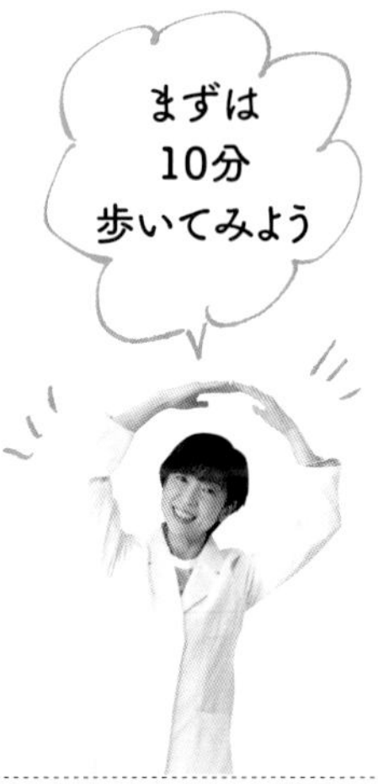

おわりに

〜ダイエットで得たもの〜

最後に、私のダイエットについてもう少しお話ししておきたいと思います。昨年、メタボリックシンドロームについての解説文を書いていたとき、これは自分に当てはまると、大反省。栄養学の知識はあるので、それを忠実に実践してダイエットしようと、20kg減を目標に始めました。

ダイエットを続けていくうえでモチベーションとなったのは、エネルギー量や運動量などを数値化し、計算どおりに体重減少していく喜び。また、理想の体型をつくるには、有酸素と無酸素の運動のバランスが関係することがわかり、そのバランスを考えるのもとても楽しくなりました。

計算どおりにやせたというと、毎日コンスタントに体重が減ったように聞こえるかもしれませんが、そうではありません。私にも停滞期はやって来ました。というか、めっちゃ来ました（笑）。一喜一憂してはいけないとわかっていても、やっぱり落ち込みます。でもそのたびに、ひたすら数字を信じて続けたら、あるときすとんと落ち、続けることができました。

といっても、ごほうびデーもたくさん設けました。もうイヤだ！となってしまっては、元も子もあ

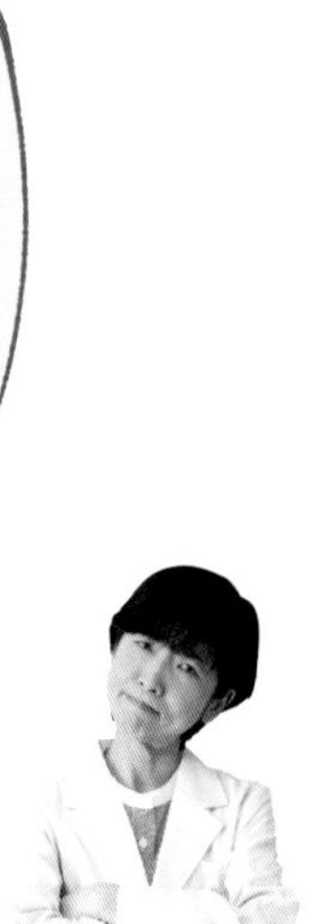

りません。停滞期の打破方法は継続だと思います。だからこそ、継続できる程度に息抜きがとても大切なんです。

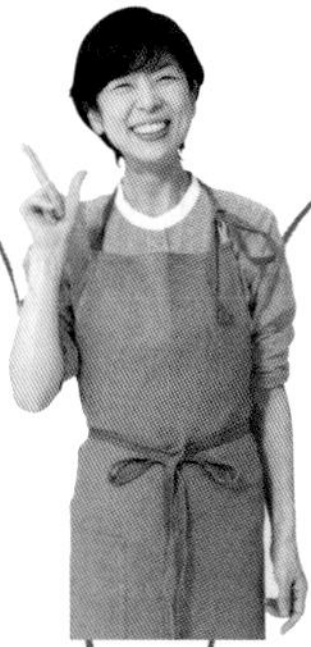

目標を達成してからは、体重を維持するためのコツが別に必要だなと感じています。食事だけに頼ると、常に節制しないといけませんよね。私は仕事上、食べることを避けられないため、食事だけでキープするのは困難。そこで大きな助けになっているのがウオーキングです。私はジムにも頻繁に通っていますが、それはジムに運動習慣をともにする仲間がいるため。仲間がいることは、継続するうえで大きな力になっています。

現在、ダイエット前にくらべて風邪をひく回数が格段に減ったうえ、肩こり、頭痛などがなくなり、週3回ほど通っていたマッサージが不要になりました。それに骨密度は20代女性のピークを上回り、血圧は30㎜Hg下がり、ウエストは30㎝以上細くなっています。

仕事や栄養学の研究に邁進できる健康な体こそ、このダイエットで私が得たものです。

私と同様、このダイエットが、みなさんの健康の一助になれば幸いです。

前田量子

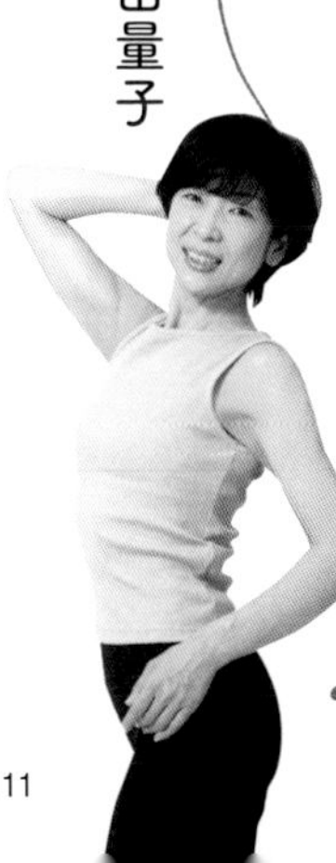

前田量子（まえだりょうこ）

料理家、管理栄養士。一般社団法人日本ロジカル調理協会代表理事。ジュニア野菜ソムリエ。前田量子料理教室主宰。健康運動実践指導者。東京理科大学卒業後、織田栄養専門学校にて栄養学を学ぶ。東京會舘、辻留料理塾、柳原料理教室、ル・コルドンブルーにて料理を学ぶ。保育園や病院での勤務、カフェ経営を経て、調理科学に基づいた料理を教える教室を主宰。本格的なのにだれもが再現しやすく、調理科学に裏づけされたレシピ作りに定評があり、美しい盛りつけが好評で、雑誌やテレビＣＭ、企業へのレシピ提供なども多く手がける。『誰でも１回で味が決まるロジカル調理』『ロジカル和食』『考えないお弁当』『おうちで一流レストランの味になるロジカル洋食』（すべて主婦の友社）など、監修、著書多数。

参考文献

調理のためのベーシックデータ第6版（女子栄養大学出版部）
日本人の食事摂取基準（2020年版・厚生労働省）
肥満症診療ガイドライン2022（ライフサイエンス出版）
健康運動実践指導者養成用テキスト（健康・体力づくり事業財団）

Staff
装丁、本文デザイン　加藤京子（Sidekick）
撮影　佐山裕子（主婦の友社）
スタイリング　宮沢ゆか
DTP　鈴木庸子、天満咲江（主婦の友社）
調理アシスタント　岩﨑幸枝、二階堂麻奈美
撮影協力　青柳拓郎
編集　中野明子（BBI）
編集担当　宮川知子（主婦の友社）

おデブ管理栄養士だった私が20kgやせた
お腹がすかないダイエット

2024年3月31日　第1刷発行
2024年7月10日　第3刷発行

著　者　前田量子
発行者　丹羽良治
発行所　株式会社主婦の友社
〒141-0021　東京都品川区上大崎3-1-1
目黒セントラルスクエア
電話 03-5280-7537（内容・不良品等のお問い合わせ）
049-259-1236（販売）
印刷所　大日本印刷株式会社

　ISBN978-4-07-456467-5

個人のお客さまからのよくある質問をご案内しております。

■本のご注文は、お近くの書店または主婦の友社コールセンター（電話 0120-916-892）まで。
＊お問い合わせ受付時間　月～金（祝日を除く）　10:00～16:00